独取一穴
候气针灸

黄建业　著

全国百佳图书出版单位
中国中医药出版社
·北京·

图书在版编目（CIP）数据

独取一穴候气针灸 / 黄建业著 . -- 北京：中国中

医药出版社，2024. 11（2025.3 重印）

ISBN 978-7-5132-8966-5

Ⅰ. R245

中国国家版本馆 CIP 数据核字第 2024RN0300 号

中国中医药出版社出版

北京经济技术开发区科创十三街 31 号院二区 8 号楼

邮政编码　100176

传真　010-64405721

三河市同力彩印有限公司印刷

各地新华书店经销

开本 710×1000　1/16　印张 8.5　彩插 0.5　字数 115 千字

2024 年 11 月第 1 版　2025 年 3 月第 2 次印刷

书号　ISBN 978 - 7 - 5132 - 8966 - 5

定价　48.00 元

网址　www.cptcm.com

服 务 热 线　010-64405510

购 书 热 线　010-89535836

维 权 打 假　010-64405753

微信服务号　zgzyycbs

微商城网址　https://kdt.im/LIdUGr

官 方 微 博　http://e.weibo.com/cptcm

天猫旗舰店网址　https://zgzyycbs.tmall.com

如有印装质量问题请与本社出版部联系（010-64405510）

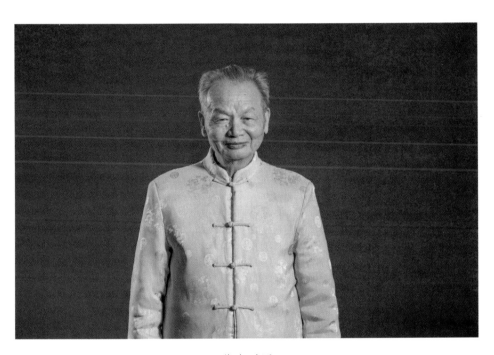

作者近照

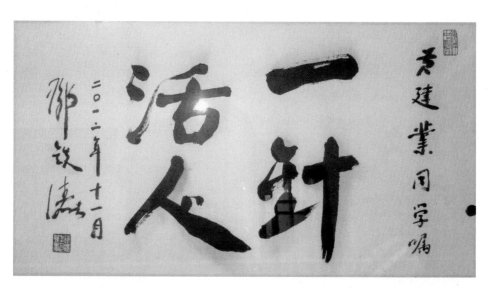

国医大师邓铁涛题字

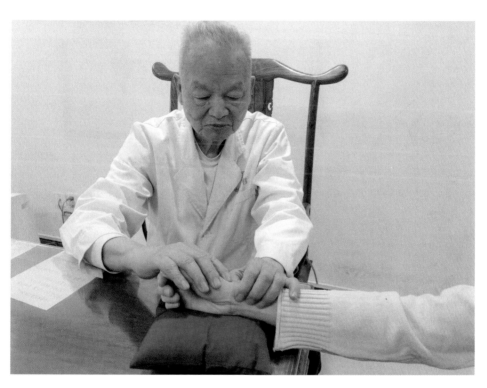

人迎寸口诊脉法

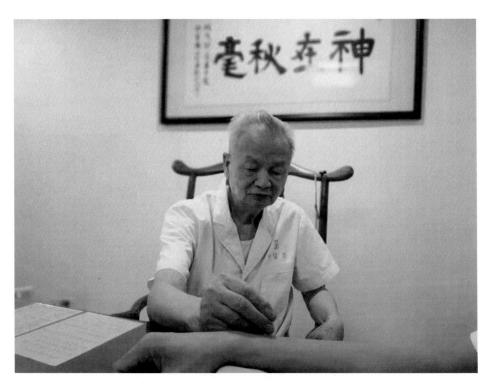

候气针灸治疗中

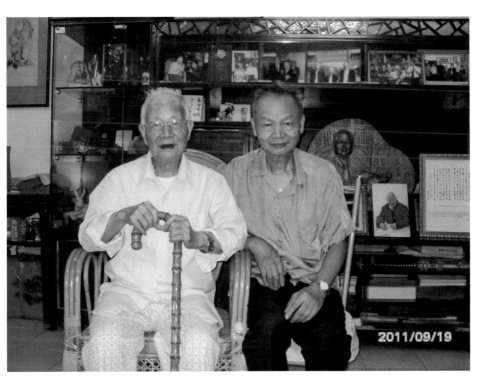

作者与国医大师邓铁涛合照

黄建业，广东罗定人，主任医师，第一批广东省名中医，广州中医药大学教授。1965年广州中医学院（现广州中医药大学，下同）六年制本科毕业，在校期间即师从岭南针灸名家韩绍康老师，跟其学习在《黄帝内经》传统针灸基础上而创制的"岭南一针候气针灸法"，得其悉心指导，是其学术传承人。2020年成立"黄建业广东省名中医工作室"，继续为群众治病保健，为中医药事业培养学术接班人。

内容简介 ｜独取一穴 候气针灸

　　本书作者为第一批广东省名中医黄建业主任医师，主要内容为介绍其传承岭南针灸名家韩绍康老师的"岭南一针候气针灸法"这门"上守神"的上乘针灸医术。作者在 50 多年的医学生涯中，遵循"一针、二灸、三用药"的宗旨，与候气针灸结伴同行，数十年来坚持"独取一穴""无痛进针""神在秋毫"，并运用针灸与药物相结合治病，疗效显著。本书系将作者多年来的文章、医案和讲稿汇集成编，以期与同道共享，并利于后学，为继承发扬传统中医药学再作贡献。

自序 | 独取一穴 候气针灸

"塞翁失马，焉知非福？"此辩证唯物的哲理不假！

80多年前，我出生于一个中医家庭，从小便受到医学熏陶。但因病曾两度辍学。第一次休学，是在高中二年级，因失眠，得了"神经衰弱"而休学，这是第一次"失马"，使我深受疾病的折磨，特别是"神经衰弱"这种只有自己才能感受到的内心痛苦，于是我立志学医。后来，又在三位老师和父亲以及学长的建议下，我报考了中医学专业。最终，我考上了广州中医学院，第一次获得了"福"。

但在大学一年级时，因附近某织布厂噪声长期干扰，我再度失眠。第二学期，刚开学两个礼拜，加上小手术感染，导致旧病复发，我再次休学两年，只能与五九级同学一起从头读起。因此，我比读高一时的同桌晚三年大学毕业，此谓再次"失马"。但正是这次"失马"之后，我才机缘巧合地由教针灸的靳瑞老师引荐我们几位志同道合者认识了韩绍康老师，并有幸跟随韩老师学习候气针灸这门"上守神"的上乘针灸医术，再一次获得了"福"！我由衷感谢引领我们进入候气针灸这一广阔天地的韩绍康老师和引荐人靳瑞老师！

在50多年的医学生涯中，我遵循"一针、二灸、三用药"的宗旨，与候气针灸结伴同行，数十年来坚持"独取一穴""无痛进针""神在秋毫"的候气针灸，并运用针灸与药物相结合治病。我今天所取得的成就，主要是从候气针灸中获得的。其次是继承父业，把父亲独创治胃病的"胃药散"改进提高，从而更好地继续为胃溃疡患者服务！

《试论针下气》——这是毕业20年后我个人的"处女作"（第一篇论文），论述了候气针灸"质"的问题，在《中国针灸》1983年第二季刊刊登。

《再论针下气》——这是毕业25年后我的第二篇论文，主要论述候气针灸导引补、泻的"度"，以及候气针灸"量"的问题，也是我 1993 年晋升中医内科主任医师的学术论文。同年,我荣获广东省政府授予的第一批"广东省名中医"称号。

《一针灵》——这是 1994 年 6 月,我受邀赴美参加学术研讨,在洛杉矶"国际针灸学术讨论会"上宣读的论文。

《候气针灸法》——1996 年 10 月,由邓铁涛教授大力举荐,我受邀到吉隆坡参加"中医药学术大会",会上作了半个小时的"候气针灸法"的演讲。会后,举办了 6 个小时的"一针培训班"讲座,宣讲"候气针灸法"。这是我大学毕业后 30 多年来,在实践《黄帝内经》(以下简称《内经》)的基础上,对候气针灸从理论到实践比较全面的总结,是对针灸"审因分经辨证论治"比较深入的探索与体认。

《改进的家传良方胃药散》——1947 年,父亲从堂伯父那里得到启发,创制了专治溃疡病的"胃药散",后经过我亲身体验,把原方中的海螵蛸改为珍珠层粉,简化了加工程序;并借用了"双料喉风散"中短缺的天然梅片,再加入洋参粉、田七粉,加强了补气止痛的功能,既提高了原方疗效,又简化了加工程序,使胃药散可以更好地为溃疡病患者服务。

本书由我撰著,黄文怡、黄文活、黄涛整理,在整理编撰的过程中，得到中国中医药出版社"中医师承学堂"主编刘观涛先生的鼎力支持，每周沟通策划，逐句逐篇审稿。此外，本书还得到广东省中医药局领导的关怀和指导，以及广州中医药大学针灸学院领导、老师和同学、朋友的大力帮助和提点，克服了一个又一个的困难。现在，终于和大家见面了！

本人已实现了健康工作 50 年的目标；假如有幸，我还愿意再活 50 年，继续为中医药事业贡献自己的一份绵力！

黄建业

2024 年 8 月于广东佛山

目录

第一章

上乘针法
韩师指引

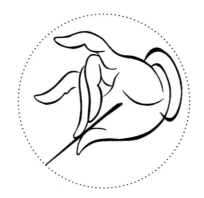

第一节　如何"独取一穴"

一、独取一穴的由来

针灸传至今日，能以"独取一穴"而见功于临床者鲜矣！

余偏居一隅，孤陋寡闻，但知原广东省中医研究所针灸顾问韩绍康老师及其好友佘祖芬医生有是乎！他们被人们誉为"岭南半支针"。韩师深得《内经》针法并精研《针灸大成》经验，常以"独取一穴"疗疾，候气补泻，同精导气，疗效甚佳。

大学二年级下学期，在教我们针灸学的靳瑞老师的引荐下，余于1961年夏有缘幸遇韩绍康老师，与同好者随师三载余，每周日必往，寒暑不易。效法吾师"独取一穴"，至今逾五十载，坚持不懈。

二、独取一穴的关键——候气

候气针灸，源自传统的岐黄针灸，是"上守神"的上乘针灸，是讲究候气的，是要"神在秋毫"的。进行候气首先要分清"邪气"与"正气"的区别。

邪气 《灵枢·终始》云："邪气来也紧而疾。""邪气"致病，在针下的表现为"紧而疾"。"紧"，言其势之来紧迫而匆促；"疾"，指其动态，急促而迅疾，与"紧脉"的感觉相仿，呈单相波出现，一般较指端搏动感稍有力，混杂在营卫之中流窜，与郑魁山所云"一闪即无、时间很短"之"一过性"有相类似的体会。

正气 《灵枢·终始》云："谷气来也徐而和。""谷气"者，正气也，有营气、卫气之分。"营气"为水谷之精气。荣行脉中，徐、和、柔、匀，不紧不疾，按"子午流注"，循十二经脉，行走于经隧，分别旺于十二时辰，略似"涩脉"之状，一般较"指端搏动感"为弱，呈多相波（连续性）出现。"卫气"乃水谷之悍气。疾而不紧，滑而不涩，略似"滑脉"之状，一般相当于指端搏动感觉之大小，"如动脉之状"，多呈单相波（一过性）出现。

以"独取一穴"进行治疗，根据病情及针下气至情况，判别其邪正的盛、虚而补、泻导之，可取得较为理想的疗效。

三、独取一穴 候气针灸

韩绍康老师运用源自《内经》的传统毫针刺法，独取一穴治病，并常用外关治感冒，效如桴鼓。我亦仿效他用此穴治病，每获良效，并且广为应用。凡与外感有关之病证，皆取外关治之，疗效亦相当显著，深受病者欢迎。同道们也可以探索自己擅长的穴位，只要能候气便可。

"独取一穴"，多取五输穴、八脉交会穴、八会穴、络穴等，并多以辨证取穴及经验取穴结合而得之。取五输穴，一来是取穴较为方便，多在四肢肘膝关节以下；同时，对运用"子午流注""灵龟八法"等更高层次的补泻法，更为适宜之故。

需要说明的是，本人近60年的临床诊疗中多以"独取一穴"来进行候气针灸，治疗各种病证，但根据病情需要，偶有会取两个或两个以上的穴位治疗有兼证或多种病证的病例。

我最常用外关穴。外关穴是手少阳三焦经与阳维脉的交会穴，又是手少阳经的络穴，在手背腕横纹上两寸，两骨之间凹陷处。该穴主治热病、头疼、目赤肿痛、耳鸣耳聋、鼻衄、齿痛、颊肿、腰痛、胁肋痛、肘臂不能屈伸、上肢痹痛、手指痛不能握、手颤、瘰疬、腹痛、便秘、感冒、半身不遂、肢体疼痛等病证。

下面列举两例予以说明。

【例1】感暑逾月未愈

尹某，男，45岁，干部。患者体质较弱，患有十二指肠溃疡合并胃黏膜脱垂，易感冒。1978年秋因感暑已月余，迁延未愈，自觉头微痛，微恶风寒，低热（37.6℃），怠倦，脘胀，偶有胃脘痛。脉浮略数而虚（脉搏76次/分），人迎一盛而躁，尺肤微温，舌淡红，苔薄白润。

此卫阳不固，脾虚血弱，病在手少阳，取左外关刺之，无痛点进针，透内关；候得"紧而疾"之邪气至即泻之，凡三往，脘较适，头痛减，恶寒除，热亦减，历一时许，针下无邪气来至；但仍觉怠倦，估计表邪未清，引至皮下，横卧其针，针尖向心朝上，以清卫分之风邪；泻两针后，怠倦亦随失，遂出针（出针后体温37.2℃），不药而愈。

外关为手少阳与阳维脉之会，"阳维为病，苦寒热"，人迎一盛而躁，病在手少阳，感冒一月未愈，当取其会外关；兼有胃脘痛，当透内关；三泻其邪后，外感主症已除，仍觉怠倦，是外邪未清，故于卫分候其余邪，再泻之后，邪气尽，乃出针。针后年余未犯感冒，是身体免疫力提高之证也！

【例2】溃疡病兼感冒食滞

植某，男，年四十。1966年11月12日，我到南丰医院重新开设中医科，他是我接诊第一天的第一个患者。症见胃脘作痛，双手捧腹，头痛，发热（体温38.5℃），恶寒，打喷嚏、流清涕，双眉紧锁，痛苦面容。脉浮数（脉搏102次/分），人迎一盛而躁，舌紫红，苔微黄厚腻。

患者有十二指肠溃疡史多年，胃脘时痛；两天前感冒风寒未愈，今晨早餐，进食加了生姜、烧酒的牛肉粥，胃脘痛加剧，并出现上述症情。

此胃脘痛、感冒加食滞，属内外合病。

《灵枢·终始》云："人迎一盛而躁，病在手少阳。"因刺外关透内关，从阳引阴；候得邪气至而泻之，胃痛减至失；引针至外关，续泻其风邪，头痛、发热、恶寒，渐次减退至消失，痛貌顿改，判若两人！继用小柴胡加减予服。具体药物如下：

三桠苦30g，板蓝根30g，香薷10g（后下），防风10g，柴胡10g，黄芩10g，党参30g，法半夏10g，生姜3片，大枣5枚（掰开），炙甘草6g，海螵蛸30g，砂仁10g（打，后下），白及15g，延胡索15g，布渣叶15g。1剂。

　　这里需要说明的是，按常规，一般是把"后下药"放到药渣底下再煮片刻；如要复煎，则没能起到"后下"的作用（目的），因此我建议患者把"后下药"（如砂仁，要把它连核仁一起打碎）放到另外一个小锅里，把煎成的一碗药汤，在火上再煮 1～2 分钟，停 1 分钟，然后倒出，待到适宜的温度才喝；复渣时照办。这样会更好地发挥药物的作用。

　　次日复诊，再刺外关透内关，以清其夹湿之外感，再予小柴胡加减两剂善后。后继续调理其故疾胃脘痛。

第二节　无痛点进针

一、"无痛点针刺法"的由来

"针刺疼吗？"这对未接受过针刺治疗的人来说，可能是首先要了解的问题。因此，要使针刺发挥它应有的作用，无痛针刺，即为施术者首先要掌握的关键手法。在学医时期，进入三年级教学实习阶段，我为第一个患者针刺时其疼痛的呼喊声，深深地触动了我。怎样才能使针刺没有痛苦呢？这念头一直驱使着我寻找这个"无痛针刺法"。

无痛针刺的方法颇多，如速刺送针的"飞针法""夹指法""咳嗽法"等，无疑可减少进针时的痛苦，但穴位的精确度难免有误差，或有可能刺到血管、神经干，产生出血或有触电样感觉。因此，这些针刺法我不敢恭维。

针灸老师教我们用捻转进针法进针，我一直沿用着。我曾接受过师资班文介峰老师为我针足临泣，他根据《针灸大成》的取穴法："在阳分，筋骨之侧，陷下为真；在阴分，隙腘之间，动脉相应。"于是"爪而下之"，用毫针正刺指甲交叉痕上，进针时无痛苦，但深刺时，即有触电样感觉，麻痹难忍。韩绍康老师给我针刺支沟时，亦"爪而下之"，针刺于指甲痕旁约 1.5mm（指甲浅痕），有时无半点痛苦，但有时还会有疼痛的感觉。

大三学了解剖学及生理学，了解到疼痛感觉来自痛觉神经末梢，要想不发生疼痛，就要避开痛觉神经末梢，而毛发则有毛发神经丛缠绕着，那里有较多的痛觉神经末梢分布。故与 56 级王球华学兄谈论时，他也提出要在"毛发之间"进针。但毛发之间还有痛点与无痛点之别。于是，在《针灸大成》取穴法的基础上，根据老师的经验与同学的提议，我在"筋骨之侧"或"隙胭之间"处取穴（体位一定要正确，自然舒服为宜），"爪而下之"，取"低而高"处，"毛发之间"，选取"无刺痛点"，"正指直刺"，捻转进针。这样，经过三年多的酝酿和反复验证，"无痛点针刺法"便成功诞生了！

这里还要强调一点，每一个穴位都有一个"无痛点"（耳穴除外，耳穴则要找痛点）。只要耐心寻找，都可以找到。

二、"无痛点针刺法"的运用

我自运用此法后，针刺疼痛大大减轻，甚至消失，患者的畏惧心理也因而大大减少，再加上常常"独取一穴"，针刺部位少而精，故为针刺治疗铺平了道路（穴位注射也同样适用）。

【例1】

梁某，男，26岁，1976年4月底某日傍晚，搭顺风车从封开县南丰镇来到长安镇（是时，我在长安中草药针灸学习班复训赤脚医生），梁的司机请求我为其针灸治腰痛。

我准备为他刺腰阳关。患者取俯坐位，当我用1.5寸长的银针为其刺进穴位后，梁某骤觉头晕眼花，遂冷汗出，并欲吐，原来他被吓晕了！我当即为他施以急救，按人中、风池后他才慢慢恢复常态。

以后回到南丰，梁某因胃痛求治，我欲为他针灸，不料他谈针色变，连连摇手拒绝。我这才想起他曾经见针而晕，最后就只为他开药治疗。再后来，他又因重感冒发热头痛并伴有胃痛，请我出诊。我再次动员他用针灸治疗，并对他保证：如针到痛就不针。他才勉强应诺。

于是我用"无痛点针刺法"刺外关透内关，通过几次的点刺找到无痛点后就开始慢慢进针，同时注意着他的反应。

结果这次入针非常顺利，针刺过程中患者并无疼痛感觉，也无自然抗拒的反应。经候气针刺补泻后，患者头痛失、发热减、胃痛缓。

以后，他凡有病痛，均主动要求先针刺治疗。

【例2】

吴某，男，26岁，1978年因感冒头痛求治。

欲取外关刺之，他见我欲取针为其针刺，即频频摇手，表示难于接受，我同样与之保证：痛则不针。结果亦顺利进针，效若桴鼓。

以后，不仅他本人有病痛先要求针刺，连他的父母、兄弟有病痛，均极力要求针刺治疗。

【例 3】

江某，女，52 岁。原广州某医院院长（胃切除术后已病退），1986 年因感冒找我诊治。

我为其刺外关，取无痛点，顺利进针，候得邪气而泻之。针后患者体适，慰甚，并言未曾得见此针法。

后我从广州出差回到封开，她打了长途电话，问我可否为她再针一次。因路途遥远，交通不便，我只好婉拒，并建议她找我师兄为她针治。这个案例，在我的记忆中深刻而美好。

此后，此法应用于婴幼儿和儿童身上，亦得心应手，针灸治疗得以顺利进行。

"无痛点针刺法"是本人总结前贤和导师的经验，并参考西医解剖学、生理学的认识，以及与同学的切磋，经过 3 年多的反复思考和实践而总结出来的。因此，无痛点针刺法，也可以说是本人所独创。它为我运用针灸疗病打通了第一道难关！

每个穴位都有一个无痛点，同道们应该细心探求。

第三节　我是如何进行候气针灸的

一、分经辨证——确定疾病所在经脉

人迎寸口脉诊，是分经辨证论治的主要依据。《灵枢·禁服》云："寸口主中，人迎主外。"这就把"人迎候阳，寸口候阴"的人迎寸口脉诊的基本理论确定了。韩绍康先师曾指出，人迎寸口脉补充了八纲脉中阴阳两纲脉之不足。

人迎脉，即阳溪、合谷之间的桡动脉分支，反映手足三阳经脉的病变；寸口脉，又称气口、脉口，即寸脉入口处，《难经》"关上至鱼际是寸口"，即通常所诊寸脉太渊穴的部位，反映手足三阴经脉的病变。之所以通过人迎、寸口脉能反映手足三阴三阳十二经脉的病变，主要是基于"阳明行气于三阳，太阴行气于三阴"这个机理，即阳明为三阳的代表，太阴为三阴的代表，故人迎候阳，寸口候阴。人迎脉，既非指夹喉之人迎穴，亦非晋代王叔和"左寸为人迎，右寸为寸口"之说。

正常情况下，人迎与寸口脉，"相引等齐大小"。患病的时候，具体分

述如下。

1. 人迎大于寸口（以寸口属正常为前提，下同），病在手足三阳经。《灵枢·终始》云："人迎一盛，病在足少阳，一盛而躁，病在手少阳；人迎二盛，病在足太阳，二盛而躁，病在手太阳；人迎三盛，病在足阳明，三盛而躁，病在手阳明；人迎四盛，且大且数，名曰溢阳，溢阳为外格。"

2. 寸口大于人迎（以人迎属正常为前提，下同），病在手足三阴经。《灵枢·终始》又云："脉口一盛，病在足厥阴，一盛而躁，病在手心主；脉口二盛，病在足少阴，二盛而躁，病在手少阴；脉口三盛，病在足太阴，三盛而躁，病在手太阴；脉口四盛，且大且数者，名曰溢阴。溢阴为内关，内关不通，死不治。"

3. 人迎小于寸口（以寸口属正常为前提，下同），为手足三阳经脉虚。《灵枢·经脉》云："大肠，手阳明之脉……盛者，人迎大三倍于寸口；虚者，人迎反小于寸口也。"其余手足三阳经均有"虚者，人迎反小于寸口也"的记载。

人迎小一倍于寸口，为足少阳经脉虚，小一倍而躁，为手少阳经脉虚；人迎小两倍于寸口，为足太阳经脉虚，小两倍而躁，为手太阳经脉虚；人迎小三倍于寸口，为足阳明经脉虚，小三倍而躁，为手阳明经脉虚。

4. 寸口小于人迎（以人迎属正常为前提，下同），为手足三阴经脉虚。《灵枢·经脉》又云："肺手太阴之脉……盛者，寸口大三倍于人迎；虚者，则寸口反小于人迎也。"其余手足三阴经则均有"虚者，则寸口反小于人迎也"的记载。

寸口小一倍于人迎，为足厥阴经脉虚，小一倍而躁，为手厥阴经脉虚；寸口小两倍于人迎，为足少阴经脉虚，小两倍而躁，为手少阴经脉虚；寸口小三倍于人迎，为足太阴经脉虚，小三倍而躁，为手太阴经脉虚。

5. 人迎寸口俱盛四倍以上，予之短期。《灵枢·终始》云："人迎与太阴脉口俱盛四倍以上，名曰关格。关格者，与之短期。"人迎与寸口俱盛四倍以上，为阴、阳之邪俱盛，阴邪盛于内而正气不能通于外，阳邪盛于外而真气绝于内，四盛以上之邪，为非常之邪，如瘟疫等，邪盛正衰，可予之短期。

6. 人迎寸口俱小，为阴阳气俱不足之候。《灵枢·终始》又云："少气者，脉口人迎俱少（小）而不称尺寸也。"这是阴阳气俱不足之候，补阳则阴竭，补阴则阳脱，不宜刺灸，将以甘药。

7. 左右手人迎、寸口脉相异时，男则信其左，女则信其右。

二、确定选穴——独取一穴

分清疾病所在经脉之后，该如何确定选穴并独取一穴呢？

首先，效法《内经》垂教。《灵枢·九针十二原》曾举例用"独取一穴"的办法治疗疾病："阴有阳疾者，取之下陵三里……疾高而内者，取之阴之陵泉；疾高而外者，取之阳之陵泉也。"又云："节之交，三百六十五会，知其要者，一言而终，不知其要，流散无穷。"何为"要"呢？"所言节者，神气之所游行出入也，非皮肉筋骨也。"神气者，正气也，经脉之营卫气血也。营气，按"子午流注"规律，按十二时辰行旺（运行、旺盛）于十二经脉之中；卫气，按"水下百刻"规律，行旺于十二经脉之外，分别经目与照海出入于三阴与三阳经分（系统）之间。一穴（"节者"），可通达全身的营卫气血，故"独取一穴"，可治理全身之病证也。

其次，听取先贤经验。明代《针灸大成·杂病穴法歌》曰："一切风寒暑湿邪，头痛发热外关起。"《肘后歌》曰："鹤膝肿痛难移步，尺泽能舒筋骨疼。"《标幽赋》曰："胁疼肋痛针飞虎（支沟）。"这些都是独取一穴的宝贵经验，此处不一一列举。

再者，辨证选穴，即以脏腑经络学说为指导。循经取穴，如下牙痛取合谷；近部取穴，如耳鸣取听宫；远部取穴，如高血压头晕取太冲；阴虚难眠取照海（令阳入于阴）；虚火梦多取支沟（泻少阳相火）；肾虚遗尿取尺泽（补金生水）；肝火眼痛取光明（脏病腑取）等。

最后，要结合自己的思考。临床上碰到的情况是千变万化的，并不能依靠单一的治则去决定治疗方案，此时需要医生多思考，综合判断。下面还是结合一个案例跟大家聊一聊吧。

1990 年 10 月底，我从鸡西开完"国内首届特色单穴疗法、针法手法研讨会"回来，途经北京。经同道介绍，来到 304 骨伤医院（现解放军总医院第四医学中心）中医科，联系有关红外线科研客观指标事宜，科长叫我到针灸科自选患者作测试对象。未进诊室，便闻一患者的大声呻吟，细问其故，方知该患者患有"慢性肾炎尿毒症"合并"十二指肠球部溃疡"，是时胃脘痛急性发作，主诊医生正予针灸及神灯 TDP 照射。因疼痛未得明显缓解，患者要求撤去"神灯"及扎在身上的五六支银针。

我被其痛苦所感，不顾"班门弄斧"之嫌，征得主治大夫同意后，主动为其针灸治疗。见其形体消瘦，面色苍黄，脉象细弱，难以扪到，舌质淡紫，苔黄厚而干，右上腹痛拒按，并言下午还要接受肾透析治疗。此病"脉虚症实"，邪盛正弱，舍症从脉当补，舍脉从症当泻，一时难以定夺。忽然想起韩老"舍枢不能开阖"之教：可通过针少阳枢机去探其虚实而定夺之。

因取右侧手少阳之经穴支沟刺之。进针少顷，即觉针下有"紧而疾"的邪气来至，即泻之，其痛渐缓；再三候得邪气至而泻之，其呻吟渐止，仅存轻微的疼痛感觉。见针下邪气已尽，针下已松动，遂出针。患者觉喉中有痰，卧起而吐之，其疼痛尽失，笑逐颜开。

本病例属"脉虚症实"，舍症从脉当补，舍脉从症当泻，最后取少阳之枢穴支沟刺之，针下有邪气至而尽泻之获愈。书本中并没有关于支沟治疗胃痛的记载，但在临床中我用之却效如桴鼓。因此我们要理论与实践相结合，多思考，多实践，多总结。与诸君共勉。

三、候气针灸的操作手法

候气针灸的操作手法有导引、补、泻三种。三种手法的区别，只是在于进针退针速度的快与慢，即《灵枢·九针十二原》中所说的"刺之微在速迟"，而实施补、泻、导手法的决定因素在于针下所遇到的是什么"气"。无论何时何地，是邪气则泻之，间不容瞬；遇正气不足则补之；气机紊乱则导之也。虽然曰泻，但遇正气，决不能泻之；虽然曰补，但一遇邪气，无论何时何地，必须泻之。

泻邪，《灵枢·终始》曰："邪气来也紧而疾。""邪气"在针下的特征为"紧而疾"，一闪即无，呈单相波出现，紧急而迅疾。随营卫气血往来出入于经脉内外。当候到"紧而疾"的邪气至时，即用"疾而徐"（快进慢出）的手法泻之，令邪气虚，一直泻至针下再无"紧而疾"的邪气来至或明显减弱，令病者感到"若有所失"或"针下凉"（"气虚则寒"）为止，脉较针前和缓，自觉病痛减轻或消失，身体轻快，然后出针，勿闭针孔。

补正，《灵枢·终始》又云："谷气来也徐而和。"这是"营气"在针下的表现。"卫气"为水谷之悍气，在针下的特征为"滑而疾"。外诊八纲辨证属虚证、寒证的患者，需要"补之"或"留之"者，当针下候得"徐而和"的营气或"滑而疾"的卫气至时，即用"徐而疾"（慢进快出）的手法补之，令正气充实。补后，患者自觉"若有所得"，或觉"针下热"（"气实则热"），脉较针前充实有力，身体感到温暖舒适，精神倍增；而医者针下"正气"也较针前充实。

【例1】

梁某，男，38岁，小学教师，1976年11月就诊。1974年行胃大部分切除术后，常觉胃脘胀，欠温、纳少，曾服补中益气之中草药及针补过足三里，症状有所改善，欲再针灸治疗。舌淡红，苔薄白，脉弦细缓，寸口小一倍于人迎而不躁，属脾胃虚寒之候，为足厥阴经脉虚，肝木气虚，疏泄无权，脾失健运，故腹胀、脘冷而食少也，当补足厥阴。

晚八时合于戌，卫气入于阴，营气旺于手厥阴心包经，手足厥阴同气。《针灸大成·八脉交会八穴歌》曰："公孙冲脉胃心胸，内关阴维下总同。"内关可通胃、心与胸，此时营、卫之气皆可取。遂取阴维与心包经之络穴内关，无痛点进针，从营中之卫取气补之。

当候得"徐而和"之营气至时，徐入徐出，导之，患者觉有"气"呈线状沿手厥阴经传导，上腋，入心，抵胃；再候得"滑疾"之卫气至时，即补之，徐入疾出，针下觉有热感呈片状从手内侧上腋，至心、胃及胸中、胃脘舒适，心跳加快；复候取卫气补、导之，其热增，上面，面热，略似饮酒状；再三候气补之，胃区热甚，欲作汗，知已"气至"（补够了量），即出针，急闭针孔，令热气留于胃脘。

针后，患者觉胃脘及周身有温暖舒适感，果然"若有所得"。当晚饥饿甚，需进食夜餐，热气留于胃脘于次晨方散。后告于韩师，方明"寒则留之"者，留其热气于病所也，亦属于（温）补法。继续以补中益气之中草药及食疗调理数月，其胃胀渐减，逐渐恢复至正常饮食。年至六旬，前妻因病不治而病逝，还能再婚而正常生活。

导气，《灵枢·经脉》云："不盛不虚，以经取之。"这是指体内无邪（针下候不到邪气），正气又不虚时，使用导法，正如《灵枢·五乱》所说："徐入徐出，谓之导气，补泻无形，谓之同精，是非有余不足也，乱气之相逆也。"导，只能导其正气，故曰"同精导气"。切勿导其邪气，只能导其正气（经气）之不通，或令"气至病所"。故导气有催导、疏导或通导之用，往往与补法或泻法配合运用。

【例2】

陈某，男，癫痫间歇期，咽干，梦语、寐不安，舌根裂，脉弦细缓，此肾阴不足，阳不入阴之候。

于1968年10月某天下午，当"卫气"行于阴分时，取阴跷照海穴，无痛点进针之后，其气未至，"徐入徐出"，催导之；当"滑而疾"之卫气至时，"徐而疾"补之，令针下热，传至足底，并从内踝沿足内侧上至膝下。

然未过膝，导之，其气过膝，循股内侧入腹；至脐再导之，经"命门"穴抵腰，热气随膀胱经分，夹脊而上；从"神道"穴入心，心前区热；上喉，喉热，津液生，咽干除；遂面热而微红，如轻度酒醉状；旋去针，闭其孔。当晚酣寐，无梦语。

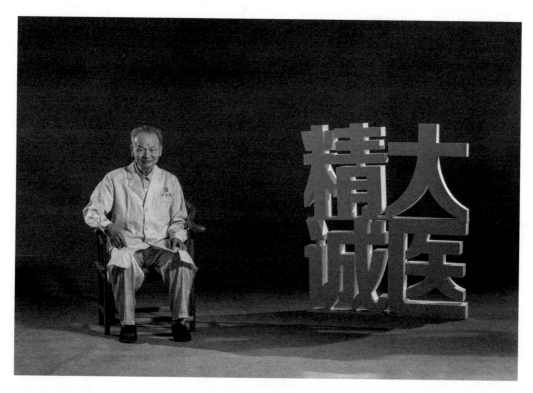

作者近照

第二章

神在秋毫
可贵难能

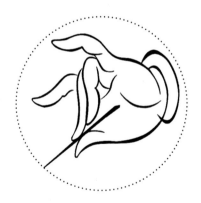

第一节 人迎寸口诊脉法

一、什么是人迎寸口诊脉法

关于诊脉的部位,历史上有多种认识。《素问·三部九候论》有三部九候诊法,《灵枢·终始》提出人迎寸口相参合的诊法,《素问·五脏别论》有独取寸口可以诊察全身状况的论述,等等。东汉张仲景借鉴人迎、寸口脉相比较的方法,在《伤寒杂病论》中常用人迎、寸口、趺阳或太溪的诊法。"独取寸口"的理论,经《难经》的阐发,到西晋王叔和的《脉经》,不仅理论已趋完善,方法亦已确立,从而得到推广运用,直至现在仍是临床重要的诊查方法之一。

我在临床诊疗过程中也最常使用人迎寸口诊脉法,我认为此方法是分经辨证论治的主要依据。

与上面提到的医家不同的是,我们使用的这个人迎脉既非指夹喉之人迎穴,亦非晋代王叔和"左寸为人迎,右寸为寸口"之说,而是阳溪、合谷之间的桡动脉分支,它反映的是手足三阳经脉的病变。寸口脉,即寸脉入口处，《难经》"关上至鱼际是寸口"，反映的是手足三阴经脉的病变。之所以选择此种人迎寸口诊脉法，一方面位置都在手上，医者操作方便；更重要的是它能反映手足三阴三阳十二经脉的病变，主要是基于"阳明行气于三阳，太阴行气于三阴"这个机理，即阳明为三阳的代表，太阴为三阴的代表，故人迎候阳，寸口候阴，寸口主中，人迎主外，可补充八纲脉中阴阳两纲脉之不足。

二、诊人迎与寸口脉操作手法

诊患者左侧人迎脉时，医者用右手食指置于桡动脉分支处，感受此处脉搏跳动的强弱，然后与左手诊的寸口脉相比较（图1）；诊患者右侧人迎脉时，同样医者以左手诊寸口，右手食指置于患者桡动脉分支处，操作方法与诊左侧人迎脉相同（图2）。若两者"相引等齐大小"则为正常。病理情况则分述如下，我们还做了表格，希望各位同道理解起来更为清晰。

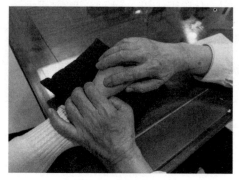

图1　人迎寸口诊脉法（诊左手）

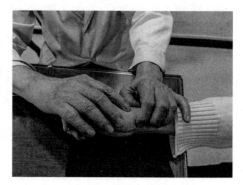

图2　人迎寸口诊脉法（诊右手）

1. 人迎大于寸口（以寸口属正常为前提，下同），病在手足三阳经

《灵枢·终始》云："人迎一盛，病在足少阳，一盛而躁，病在手少阳；人迎二盛，病在足太阳，二盛而躁，病在手太阳；人迎三盛，病在足阳明，三盛而躁，病在手阳明；人迎四盛，且大且数，名曰溢阳，溢阳为外格。"详见表1。

表1　人迎大于寸口病位分析

人迎					寸口	病证
一盛	二盛	三盛	四盛及以上	躁	正常	
一盛					正常	（病在）足少阳
一盛				躁	正常	（病在）手少阳
	二盛				正常	（病在）足太阳
	二盛			躁	正常	（病在）手太阳
		三盛			正常	（病在）足阳明
		三盛		躁	正常	（病在）手阳明
			四盛	且大且数	正常	（名曰）溢阳

少阳、太阳、阳明，分别为一阳、二阳、三阳，故人迎脉之一盛、二盛、三盛而分属之；然人迎四盛，即阳邪太盛，三阳经脉不能承受之，而溢于三阳之外，亦被格拒于外也，故名"溢阳"或"外格"，属于危候！脉躁者，躁数也，躁动不安也，为温邪病在手足之三阳经脉也，略数、数、疾等脉，属躁脉之类，叶天士云："温邪上受，首先犯肺，逆传心包。"（顺传三焦）肺、心包（三焦）之脉，均属手经，可证。不躁，缓、迟之脉也。盖寒从地起，伤寒六经之脉，除热化者外，均不躁也，寒邪先犯足经，膀胱、胆、胃、脾、肾之脉属足经可证。故脉躁者，病在手经；而脉不躁者，病在足经（下同）。

2. 寸口大于人迎（以人迎属正常为前提，下同），病在手足三阴经

《灵枢·终始》又云："脉口一盛，病在足厥阴，一盛而躁，在手厥阴；脉口二盛，病在足少阴，二盛而躁，在手少阴；脉口三盛，病在足太阴，三盛而躁，在手太阴；脉口四盛，且大且数者，名曰溢阴。溢阴为内关，内关不通，死不治。"厥阴、少阴、太阴，分属一阴、二阴、三阴，这是从一日一夜的范畴中去分阴阳之多少的，故寸口脉之一盛、二盛、三盛而分属厥阴、少阴、太阴也。寸口四盛，且大且数者，此内邪太盛，而手足三阴经脉不能承受之，故溢于阴也，内邪太盛，正气不能出于阳而被关遏于三阴，故又曰"内关"，如此时不能令正气通达，故正气绝于内而死不治也。详见表2。

表2　寸口大于人迎病位分析

寸口					人迎	病位
一盛	二盛	三盛	四盛及以上	躁	正常	
一盛					正常	（病在）足厥阴
一盛				躁	正常	（在）手厥阴
	二盛				正常	（病在）足少阴
	二盛			躁	正常	（在）手少阴
		三盛			正常	（病在）足太阴
		三盛		躁	正常	（在）手太阴
			四盛	且大且数	正常	（名曰）溢阴

3. 人迎小于寸口（以寸口属正常为前提，下同），为手足三阳经脉虚

《灵枢·经脉》云："大肠，手阳明之脉……盛者，人迎大三倍于寸口；虚者，人迎反小于寸口也。"其余手足三阳经均有"虚者，人迎反小于寸口也"的记载。

人迎小一倍于寸口，为足少阳经脉虚，小一倍而躁，为手少阳经脉虚；人迎小两倍于寸口，为足太阳经脉虚，小两倍而躁，为手太阳经脉虚；人迎小三倍于寸口，为足阳明经脉虚，小三倍而躁，为手阳明经脉虚。详见表3。

表3　人迎小于寸口病位分析

人迎				寸口	病证
一倍	二倍	三倍	躁	正常	
小一倍				正常	足少阳经脉虚
小一倍			躁	正常	手少阳经脉虚
	小二倍			正常	足太阳经脉虚
	小二倍		躁	正常	手太阳经脉虚
		小三倍		正常	足阳明经脉虚
		小三倍	躁	正常	手阳明经脉虚

4. 寸口小于人迎（以人迎属正常为前提，下同），为手足三阴经脉虚

《灵枢·经脉》又云："肺手太阴之脉……盛者，寸口大三倍于人迎；虚者，则寸口反小于人迎也。"其余手足三阴经，均有"虚者，则寸口反小于人迎也"的记载。

寸口小一倍于人迎，为足厥阴经脉虚，小一倍而躁，为手厥阴经脉虚；寸口小两倍于人迎，为足少阴经脉虚，小两倍而躁，为手少阴经脉虚；寸口小三倍于人迎，为足太阴经脉虚，小三倍而躁，为手太阴经脉虚。详见表4。

表4　寸口小于人迎病位分析

寸口				人迎	病位
一倍	二倍	三倍	躁	正常	
小一倍				正常	足厥阴经脉虚
小一倍			躁	正常	手厥阴经脉虚
	小二倍			正常	足少阴经脉虚
	小二倍		躁	正常	手少阴经脉虚
		小三倍		正常	足太阴经脉虚
		小三倍	躁	正常	手太阴经脉虚

5. 人迎寸口俱盛四倍以上，予之短期

《灵枢·终始》云："人迎与太阴脉口俱盛四倍以上，命曰关格，关格者与之短期。"人迎与寸口俱盛四倍以上，为阴、阳之邪俱盛，阴邪盛于内而正气不能通于外，阳邪盛于外而真气绝于内，四盛以上之邪，为非常之邪，如瘟疫等，邪盛正衰，可予之短期。

6. 人迎寸口俱小，为阴阳气俱不足之候

《灵枢·终始》又云："少气者，脉口人迎俱少（小）而不称尺寸也。"这是阴阳气俱不足之候，补阳则阴竭，补阴则阳脱，不宜刺灸，将以甘药。（阴、阳脉俱盛或俱小，说明不是人迎与寸口直接相比较了）

7. 左右手人迎、寸口脉相异时

当左右手人迎、寸口脉相异时，男则信其左，女则信其右。

8. 权衡人迎寸口脉大小之标准在关尺脉

根据上文第5点与第6点提示，"脉口人迎俱少（小）而不称尺寸也"，人迎寸口俱小是与"尺寸"脉比较的（即寸关尺，因寸脉与脉口或寸口同属一部，只好同关尺脉比较了），而"人迎与太阴脉口俱盛四倍以上"当然也是与关尺脉比较了。因此，关尺脉，便成了人迎寸口脉比较大小的标准了（当然以关尺脉属正常而言，若连关尺脉也异常，则无从比较，亦无所谓标准了，正如"以医者一息五至"为正常脉的次数一样，假如这"一息"都不正常，则脉搏的频率也无所依凭何为标准了）。人迎大于关尺，谓"人迎大"，属阳盛；人迎小于关尺，谓"人迎小"，属阳虚。寸口大于关尺，谓"寸口大"，属阴盛；寸口小于关尺，谓"寸口小"，属阴虚。至于大、小于关尺若干倍，就以若干倍而言了。

以上人迎脉的"盛"与"躁"均为医者经过漫长的临床实践而形成的感觉，必须多在临床应用才能熟能生巧，逐渐掌握。

三、"人迎寸口诊脉法"应用经验举隅

【例1】

某公安干警，男，1974年5月，因食煎、炸食物导致左下牙龈发炎，红肿疼痛难忍，遂要求针灸治疗。

脉浮数，人迎三盛而躁，病在手阳明，又正当大肠经脉所过，舌红苔黄根厚，此大肠湿热。

取手阳明之原穴合谷刺之，候得邪气至而泻之，三泻后，邪气减，牙痛缓；再三泻之，牙痛大减，针下凉，邪气尽而出针，急闭其孔。继予清热祛湿中药一剂与服。

经脉所过，亦为取穴治病之常法也。

【例2】

侯某，35岁，接生员。1975年夏，荨麻疹急性发作，红色丘疹遍布全身，奇痒。

脉浮数，人迎三盛而躁，此风邪犯卫，病在手阳明；取合谷，从卫分候气，横卧其针，针尖向心，迎着混入卫分之风热之邪而泻之。此时，正当下午2点40分，卫气正行、旺于阳明经分，因此要打起十二分精神，不能有丝毫的疏忽与差错！

下针后不久，便觉有邪气来至，疾而徐，急疾以虚之；如是，数往，令邪气尽，肤痒及丘疹竟然逐渐退去；针下已无邪气，遂出针，急闭其孔。

这是我第一次遇到这样的患者，在这种情况下，冒着这样大的风险，第一次治疗即取得这样的疗效，十分庆幸！万一精神不集中，或精神不足，或分不清邪、正，把"卫气"当"邪气"泻了，那就犯了"虚其虚"之禁，违反了医疗法则！自己的良心也是会过不去的！可幸，有惊无险！

这里有一个问题要探讨一下，即假如人迎脉比关尺脉大一倍以上，而寸口脉又比关尺脉小一倍以上（或反过来），又该怎样比较？还是以与关尺脉比较的倍数大或小为准（必须以关尺脉正常为前提）。人迎大于关尺……为阳盛；寸口小于关尺，则为阴虚阳盛。人迎寸口大于关尺，可在四倍以上，此邪胜之候也，然小于关尺，至多只能三倍，因经脉之虚，虚极也只有三阴三阳之经脉，故无小于关尺四倍可言。故若人迎大三倍于关尺，而寸口小一倍于关尺，只能说是阴虚阳盛（即厥阴经脉虚而阳明经邪气盛，而不能说"人迎大四倍于寸口"）。又若人迎大一倍于关尺，寸口小一倍于关尺，表明邪在少阳而厥阴经脉虚也，亦属阴虚阳盛之候，而不能说"人迎二盛，病在足太阳"。这就是为什么要确定"关尺脉为人迎寸口脉比较大小之标准脉之故"（而这个标准，韩绍康先师生前并未对我们明确指出过）。

还有一个问题就是，为什么《灵枢·终始》讲几盛，而《灵枢·经脉》讲人迎（寸口）大于或小于寸口（人迎）几倍？其实并没有矛盾的。比如说，《灵枢·终始》曰："人迎一盛，病在足少阳。"这里的"一盛"，是人迎比正常的关尺脉大一倍（这个前提被省略了）。而《灵枢·经脉》曰："胆，足少阳之脉……盛者，人迎大一倍于寸口。"这里的"大一倍于寸口"，是在"寸口是正常的"前提下（这个前提也被省略了），也就是说，寸口与关尺脉一样大。其实，都是说人迎比寸口（关尺）大一倍，其结论都是"病在足少阳"。余皆同此。

第二节　怎样学习候气针灸法

我们前面已经讲述了针下分清邪正，正确选取穴位、无痛点进针等问题。在这里，我们稍微总结一下：针下分清邪正，首先要分清邪气、谷气和卫气。

邪气——"邪气来也紧而疾"。

谷气——"谷气来也徐而和"。

卫气——剽悍滑疾。

正确进行泻邪补正（包括导气）的方法如下。

泻邪——疾而徐，"邪气盛则实"，"盛则泻之"。

补正——徐而疾，"精气夺则虚"，"虚则补之"。

导气——徐入徐出，"徐入徐出，谓之导气，补泻无形，谓之同精"。但不是平补平泻，这种说法欠妥。

那么想要进一步学习候气针灸，还需要掌握哪些知识点呢？

一、营卫往来的规律

要明邪正，首先要掌握正气（营卫）的往来。

营卫往来的规律如下。

营行脉中——营气为水谷之精气，按"子午流注"规律，依十二时辰，循行于十二经脉，寅时从肺经开始，丑时到肝经而终，经任、督脉注肺，周而复始，如环无端。每个时辰（相当于两小时）行、旺一条经脉。而要着重强调说明的是，这个时辰是"太阳时"。

卫行脉外——后天的卫气也是水谷之精气。按"水下百刻"计时法计算，随太阳出没运行。日行于阳，夜行于阴。

即是说，日间卯时，卫气出于目入夜酉时，卫气入于阴，按五行相克规律在五脏及其经脉行走，每水下二刻，走完五脏（及其相关经脉系统），至次日卯时复出于目。如水之流，如日月之行不休。

邪气无固定途径，无固定时间，随时可混杂在营气或卫气中流窜于人身各部分。"邪之所凑，其气必虚"，当正气虚时乘机侵犯正气，令人生病。

二、正确掌握补、泻、导的"度"

这是候气针灸法的第二个难点。

一般来说，以患者感到"舒服"为"度"（这是"气至"的第二含义）。泻则"若有所失"，像丢掉包袱那样轻松舒服；补则"若有所得"，像获得补给那样满足舒服；导则令气至病所，感到遍体舒服。部分患者，补则感到"针下热"，泻则感到"针下凉"。

要知经络敏感度有四种情况之差别：气先针行；气与针相逢；针已出，气独行；数刺乃知。并不是每个接受针灸的患者都有同样的针灸感觉和效果的。

三、对医患的要求

首先，医生与患者均须"神朝"，全情投入，"神在秋毫"。

这是我在一开始学习针灸时韩老师对我们的要求，同样，他也是这么严格要求自己的。

有一次，我们几位同学照例于星期天到韩老师家里，当时他正在聚精会神地给一位患者针灸至阴穴。见我们到来，忙着同我们打招呼，适逢此时针下正有一股气流滑疾而过，因打招呼分了神，误作"邪气"泻了一针，紧接着患者感到一阵眩冒，韩老师立马意识到，这是误伤了"正气"之故。于是一边令在旁的师母扶着患者，一面继续候取正气再补导之，患者才慢慢恢复了常态。之后，他严肃地对我们说："刚才之事，你们都看到了，由于分神，老师傅也会失手的，我也有被岐伯"打耳光"的时候。你们要学好候气针灸，除了要有高尚的医德、精湛的医术外，还要高度集中精神，'神在秋毫'，专心致志地候气，分清邪正营卫，正确进行'泻邪''补正'和'导气'，才能取得满意的效果。不然的话，精神不集中，德行再高，医术再好，也会等于零的。"

其次，要成为一名合格的"候气针灸"医生，必须要有高尚的医德和精湛的技术，还要具备心灵手巧和良好的精神状态。

所谓"德行"，即道德品行，在此处是指学医者除了要有一颗全心全意为人民服务的赤诚之心，无名利之想外，还要对技术精益求精。须知这支银针，就好像将军的一支箭，既可生人，也可杀人，直接关系到患者的生命安危和身体健康，稍有不慎，误将正气当作邪气泻了，这便是"败德"！就等于将患者父母亲赋予他的"身家"败了，而且这是最宝贵的财富，多少金钱都买不到的。这种败德的行为，法律是管不着的。假如误将邪气当作正气补了，无异于"助纣为虐"，帮助了敌人，残害了自己，犯了"虚虚""实实"之禁，也是没有"行"的表现。除了有高尚的道德品质外，还要有精湛的医疗技术，这就是"寓德于术"（又红又专）的教育思想。

按照先师韩绍康的思想，评价一个医生可分为三个等级：①德学高超；②品学兼优；③学术高超。没有德行或德行不好的人，韩老师是不会教他学习候气针灸术的。他常强调说："天宝岂可付非人？"又说："得其人乃言，非其人勿传。"所谓"非人"者，非道德之人也。他引用了《灵枢·官能》篇中之名言："语徐而安静，手巧而心审谛者，可以行针艾，理血气而调诸逆顺，察阴阳而兼诸方。""语徐而安静，手巧而心审谛者"，即语言有条不紊，神态安定而宁静，手感灵敏而又细心体察入微（大脑分辨率高），并具有高尚医德的人，才可以学习候气针灸术的。不然的话，那些只顾名利的市井之徒，只顾谋取名利，利用医术不择手段去赚钱，韩老师是十分鄙弃这些人的，认为不宜传授其高尚的医术。他认为医术乃神圣之术，有道德且有悟性者乃可传之。

最后，必须学习和运用好《内经》，要有一定的古文修养。

中医的四大经典和大量的著述，都是古文字的记载，所以必须阅读原著，才能更好地理解中医的源流，更好地学习中医学。特别是《内经》，它是两汉时期的著作，最好能学好汉书，方能相得益彰。

候气针灸，源于《内经》。《素问》是"上经"，主要论述中医基础理论，是学习中医和候气针灸的"矛盾论"，主要解决中医的辩证法，是中医的"方法论"；《灵枢经》是"下经"，又名"针经"，主要论述针灸的实践，是针灸学的"实践论"。

读《内经》，首先是要"读"。我们要想学好候气针灸，就一定要学好《内经》，首先是要读通下面几篇：《灵枢经》十一篇——《九针十二原》《本输》《经脉》《骨度》《脉度》《营气》《卫气》《营卫生会》《五十营》《官能》和《卫气行》；以及《素问》七篇大论——《阴阳应象大论》《天元纪大论》《五运行大论》《气交变大论》《五常政大论》《六元正纪大论》和《至真要大论》。有些需要很好地理解、铭记，有些还要熟读、背诵。《九针十二原》篇，是整部《灵枢经》八十一篇的总纲，一定要熟读、背诵，深刻理解。有些内容，一句话就是一种手法，如"徐而疾则实"，就是补法；"疾而徐则虚"，就是泻法；"热则疾之"就是清泻法；"寒则留之"，就是温补法，补之令针下热，"留"其热于病所也；等等。所以，读《内经》，要一字一句地仔细阅读，有些关键的字、句，还要认真理解、玩味，反复推敲，不要信口滑过；有些还要懂得"弦外之音"。

比如，"迎而夺之，恶得无虚？追而济之，恶得无实"这句，从字面上理解，"迎而夺之，恶得无虚"是泻法，"追而济之，恶得无实"是补法，把"恶得无虚"和"恶得无实"只简单地认为"安得不虚"与"安得不实"，而没有进一步去探讨其深一层的真义还很不够的。应该理解为

"在迎着邪气之来而用泻法的时候，要注意'安得不会虚其虚'，在随着经气之去而用补法的时候要注意'安得不会实其实'"这两句经文，主要告诫人们，在泻邪的时候不要伤正，不要把正气误作邪气泻了；同时，在把邪气泻清后，不要无止境地再泻下去，正如《灵枢·终始》篇中所说的那样："一刺则阳邪出，再刺则阴邪出，三刺则谷气至而止。"《灵枢·九针十二原》又有"刺之害，中而不去则精泄，害（不）中而去则致气。精泄则病益甚而恇，致气则生为痈疡"的警戒，泻得过了"度"，也可以伤正的。在补正的时候，不要留邪。第一，不要把邪气当作正气来补；第二，补正也不要过了"度"，不然会导致"壮火食气"，朱丹溪说："气有余，便是火。"因为"壮火"也无异于伤正的"邪气"，亦可以为患的。

我们当初在学校学习的时候，在学院本年级内，与志同道合者成立了读《内经》的六人小组，每周抽出两个小时，把韩老师要求我们最基本要学习的内容进行逐篇学习。从校正读音，到文字的勘误，从理解篇章的精神，到重点篇章的精读、背诵，我们都一丝不苟，从不懈怠，就算在期考的前一天，我们也照样坚持不懈。我们反复讨论、熟读、背诵和理解了《九针十二原》，认真学习了《经脉》篇，讨论并背诵了《天元纪大论》……我们也反复在自己和同学身上体认了"针下气"。通过在校三年多的学习、实践和体认，基本掌握了"候气针灸法"，基本能在针下分辨出"邪气"和"正气"，并能在辨证的基础上，运用补、泻、导的手法，进行治病。

如果您能突破这三个难点，符合这三个要求，那就恭喜您已经进入了候气针灸的领域，进入这个针灸的"自由王国"了！

第三节 "针下气"——针下辨邪正的依据

针下气存在吗？同道们在临床给患者针灸过程中是否感觉到针下气呢？患者对针下气又是什么感受呢？下面我们就以上关于针下气的问题讨论讨论吧。

一、"针下气"是客观存在并可以被感知的

《内经》反复强调了"针下气"的重要性，并记述了针下气的现象。《灵枢·九针十二原》就有"听其动静，知其邪正"和"刺之要，气至而有效"的记载。《素问·五常政大论》中则指出要静以待时，谨守其气。《素问·离合真邪》中叙述了"邪气"好像"波涌而陇起"。《灵枢·终始》篇更明确地指出："邪气来也紧而疾，谷气来也徐而和。"

《内经》之后，如《难经·七十八难》也指出："其气之来，如动脉之状。"《针灸大成》搜集的《标幽赋》对于"气"的叙述也相当形象生动，如："气之至也，如鱼吞钩饵之沉浮；气未至也，如闲处幽堂之深邃。"近贤郑魁山氏指出："不要把针下突然紧涩、肌肉缠针和感应一闪即无，时

间很短的邪气，误认为经气。"

带领我们进入候气针灸大门的岭南针灸名医、广州中医学院早期针灸老师韩绍康，在祖传中医的基础上，继承发扬《内经》针灸学术思想，在他长期的实践中，也证实了"针下气"的存在，并且指出"邪气"与"正气"（包括营气与卫气）是有区别的。

这说明了"针下气"是客观存在并可以被感知的现象。

二、遇到"针下气"时医者的感觉

当遇到针下气时，医者是什么感受呢？针下气可以分为邪气和正气两种，面对不同的气，感受也是不同的。

首先是邪气。《灵枢·终始》云："邪气来也紧而疾。"这基本已将"邪气"的特征勾画出来了。"邪气"致病，在针下的表现为"紧而疾"。"紧"，言其势之来紧迫而匆促；"疾"，指其动态，急促而迅疾，与"紧脉"的感觉相仿，呈单相波出现，一般较指端搏动感稍有力，混杂在营卫之中并行，与郑氏所云"一闪即无、时间很短"之"一过性"有相类似的体会。

关于"邪气"的针下感觉，众人多云"沉紧"，我认为不够全面。若取穴不当，刺中肉节或筋腱，或者进针后体位略有变动，令针涩滞，似属沉紧而实非邪气来至，因而就用泻法，未必刺中病邪。但"疾"而不紧，亦非必为邪气之至。因"卫气"乃水谷之悍气，其气剽悍滑疾，往来流利，疾而不紧。如以为"疾"则可以泻之，每易误伤正气。尤其当邪气较微，其紧势不显、每易与卫气相混淆时，更须审辨！紧而不疾，或疾而不紧，未必为邪气来至；必也紧而疾，乃邪气来至之候。

第二个是正气。《灵枢·终始》又云："谷气来也徐而和。""谷气"者，正气也，有营气、卫气之分。

"营气"为水谷之精气。《素问·痹论》曰："荣者，水谷之精气也，和调于五脏，洒陈于六腑，乃能入于脉也，故循脉上下，贯五脏，络六腑也。"荣行脉中，徐、和、柔、匀，不紧不疾，循十二经脉，行走于经隧，分别旺于十二时辰，略似"涩脉"之状，一般较"指端搏动感"为弱，呈多相波（连续性）出现。

"卫气"乃水谷之悍气。《素问·痹论》："卫者，水谷之悍气也。其气剽疾滑利，不能入于脉也，故循皮肤之中，分肉之间，熏于肓膜，散于胸腹。"《灵枢·营卫生会》曰："营在脉中，卫在脉外。"又云："卫气……此气剽悍滑疾……"疾而不紧，滑而不涩，略似"滑脉"之状，一般相当于指端搏动感觉之大小，"如动脉之状"，多呈单相波（亦一过性）出现。按"水下百刻"规律流注。

此外，还须将"针下气"的感觉与医者指端脉搏动感相鉴别，切莫相混。鉴别之法：两手同握大小相等之银针，两手感觉相同者，为医者之脉动；相异者，为"针下气"之动。或持针之手，五指同时动者，为医者之脉动；与针柄接触之三指搏动而其余二指不动者，为"针下气"之动。

《灵枢·九针十二原》曰："凡将用针，必先诊脉，视气之剧易，乃可以治也。"强调了用针治病，必先辨证的重要性。辨证无误，治病方有准绳。而辨认针下气至与否，以及识别"针下气"之邪正营卫，乃运用针刺补泻之关键。不知"针下气"，只能"守形"，达不到"守神"的境地。而邪正不分，则补泻无据，每易犯"盛盛""虚虚"，致邪失正之禁。

三、调动"针下气"时患者的感受

邪正既明，则补泻有凭。《素问·通评虚实》篇云："邪气盛则实，精气夺则虚。"《灵枢·经脉》篇又云："盛则泻之，虚则补之。"而补泻之法，《内经》已有详述，简明扼要，如《灵枢·九针十二原》载"刺之微在速迟"，"徐而疾则实"（补法），"疾而徐则虚"（泻法）。那么医者运用不同的补泻，患者有何不同感受呢？下面就结合先贤和我自己的临床经验与同道们分享讨论一下。

首先是泻法。《难经》云"当泻之时，从营置气"，即从深层候得"紧而疾"之"邪气"至时，用"疾而徐"的手法（快入慢出）急疾以虚之，间不容瞬，令"邪气"虚。泻后，患者可有"针下凉"的感觉，"气虚则寒"故也。脉较针前和缓，自觉病痛若失，身体感到轻快。

其次是补法。《难经》云"当补之时，从卫取气"，即从浅层候得"徐而和"之营气或"滑疾"之卫气至时，用"徐而疾"之手法，（慢入快出）将正气推入营分，令正气充实。补后，患者可有"针下热"的感觉，"气实则热"故也。脉亦较针前充实有力，自己感到温暖舒服，若有所得，精神倍增。

最后是导法。导者，催导、诱导、引导也，《灵枢·经脉》所谓"不盛不虚，以经取之"。《灵枢·五乱》云："徐入徐出，谓之导气，补泻无形，谓之同精，是非有余不足也，乱气之相逆也。"此法用于体内无邪，正气不虚，只是"乱气相逆"之者。补泻之前，未见气至，徐入徐出，以催导其气；或补泻之后，当候得"徐和"之营气或"滑疾"之卫气至时，徐入徐出，令气感传，达于病所，以通导其气；或经气运行至某关节不能通过时，亦可用此法；如邪气较微，可导中带泻，入较快而出较慢，用力较轻；如正气虚不甚，可导中带补，入较慢而出较快，用力亦较轻。

导，只能导其正气，故曰"同精导气"。切勿导其邪气，只能导其正气（经气）之不通。无论欲补，欲泻，欲导，邪气至时，必当泻之，切莫补之或导之；导法常与补法或泻法配合运用。

【例】

罗某，男，38岁，中学教师。患十二指肠球部溃疡10年，伴神经衰弱多年。1978年年底，因第三次"上消化道出血"，入南丰医院（现封开县第二人民医院）治疗后，胃痛缓，出血止，唯食少难眠，每餐软饭或稀饭碗余，每晚仅睡4～5小时，面色萎黄，舌质淡红，舌尖微赤，两唇紫暗，脉弦细略数（80次/分），寸口小于人迎两倍而躁，手少阴心经脉虚。

此病胃脘痛，病久入络，中气虚弱，脾不统血，反复便血，致血气不足，此为本；血虚日久，阴亦亏损，阴虚则阳亢，阳不入阴则难眠，此为标。今出血已止，以少寐为标，故急则治标，补阴以制阳，引阳入于阴。手足少阴同气，取卫气入阴之阴跷脉与足少阴经之会穴右照海补、导之。

于1978年11月某日下午刺之，在营中之卫分候得"滑而疾"之卫气至时，徐而疾，补之；复候取卫气再至，徐入徐出导之。

患者觉针下酸感，继有热气从内踝上，沿足内侧呈片状上抵小腹；以右少腹为甚，补、导之，觉热气从足太阳经分上至肩，仍以右为甚；再候得滑疾之卫气至时（正如"动脉之状"），旋即补之，患者即觉针下酸甚；于补后瞬间（未及一秒）即觉有一股热气像暖流般呈片状上至小腹，甚热，且沿肾经上至胃脘，即觉胃脘剧烈蠕动，有明显饥饿感；再补、导之，热气继从肩背上颈、抵喉，喉中干燥感且热，右甚，再候气补、导之，热至耳。（此时热感已弱于前），耳微红，继上面，如饮酒状，欣欣然；左手亦有热感，但左足始终未热，然渐有睡意，饥饿感较昔日同时为显。遵经旨，"气至而去之"，知导补卫气已入于阴，旋出针，行开合补泻法，急闭针孔，令气勿泄。

当晚，酣睡 7 小时，梦亦减少。

照海乃卫气从足阳明入阴分（五脏）必经之路，今从照海补卫气，引阳入阴，故能安寐也！面热如醉者，补卫气"气至"之征兆也！

针灸手法甚多，补、泻、导三法乃候气针刺之基本大法，倘能正确辨证，针下分清邪正，识别营卫，根据病情，进行泻邪、补正、导气，从不同穴位，掌握适当时机、运针方向、速度和用力轻重，可衍生出多种手法，并可诱导出比"守形"刺法更为丰富多彩的经络现象，取得比较令人满意的治疗效果。

笔者 20 年来（从《试论针下气》发表时开始计算），潜心斯道，刻意细察"针下气"，并反复验证和运用，并常与志同道合者切磋琢磨，相互得到启发和提高。对于上述之邪正营卫特征，也得到基本一致的认识。在给后学者的辅导中，他们也有大致相同的感觉，并在不同程度上得以掌握。因此，使我产生一个坚定的信念——经络基本现象之一的"针下气"是客观存在的，这种现象是可以被感知的（因个体差异，有些气虚患者比较难于自我感知，故《内经》有"如待所贵，不知日暮"之说；但对医者来说，只要具备"心灵手巧"，又能"神在秋毫"、专心致志地候气，还是能够察知的）。它必然有其物质基础，没有物质作基础的现象是不存在的，这个基础应当就是经络的实质。

第四节　候气针灸补泻的"度"

　　《灵枢·九针十二原》曰："刺之而气不至，无问其数；刺之而气至乃去之，勿复针。"又曰："为刺之要，气至而有效，效之信，若风之吹云，明乎若见苍天。"可见，"气至"与否往往直接影响针刺的疗效。这里所述"气至"二字，有两种含义：气至针下和气至病所。

　　"气至"的第一个含义，即针刺后，"针下气"已至，辨别其"邪""正"的问题，上文（"试论针下气"）中已经详述，那是属于"质"的范畴。这里则着重讨论"气至"的第二个含义，即每次候气针刺补泻的"度"（通常被称为"刺激量"），这是属于"量"的范畴。

一、针刺的"度"

　　究竟候气针刺补泻到怎样的程度才算够"量"呢？目前，在未有相应精确仪器协助之前，可以凭借两个标准：自觉（患者的自我感觉）和他觉（医者的他人感觉）标准。如果这两种感觉都能客观地反映实际，那么，这两种感觉都是正确的；如果只有一种感觉能反映客观实际，那就只有这种（自觉或他觉）是正确的；如果这两种感觉都不能反映客观实际，这两种感觉都是错误的，那么，在候气针刺补泻的实践中，就会无所适从，治疗疾病也就难以取得理想效果，或者说，就不可能进行候气针刺的实践。

针刺的"度"根据手法的不同，带给医者和患者的感觉都是不同的。下面我就结合自己五十多年的体会跟各位同道分享一下，大家在针灸过程中也可以自行体会。

首先是泻邪的"度"。运用泻邪手法时，患者常有以下感觉。

（1）针下凉。泻后，针刺局部或肢端，或循经至病所甚至全身，可有"凉"的感觉出现，"气虚则寒"故也，发热患者的体温也可适当降低。

（2）若有所失。泻后，症状和体征减轻或消失，病灶局部或全身感到舒适。正如《灵枢·九针十二原》所说"为虚与实，若得若失"，以及"明乎若见苍天"，感到舒服。

作为医者，我们会感觉到针下"紧而疾"的"邪气"明显减弱或完全消失，穴位周围的肌腠较针前松弛，如果"邪气"未清，则针下仍有被吸吮感，尚可候到"紧而疾"的"邪气"来至。还有就是脉诊由坚到不坚。泻邪后，脉搏较针前软（和缓），即《灵枢·终始》所谓："气至而有效者，泻则益虚，脉虽大如其故而不坚也。"

其次是补正的"度"。当我们使用补的手法时，患者常有以下自觉。

（1）针下热。补后，针刺局部或肢端或循经至病所甚至全身，有温暖发热感出现，"气实则热"故也，局部或全身体温较针前增加。

（2）若有所得。补后，针刺局部或全身若有所得，感到较针前精力充沛，肢体舒适，亦达到"明乎若见苍天"的效果，同样感到舒服。

医者在给患者行补的手法后，会感觉到针下"正气"逐渐充盛，肌滕较针前有弹性及充实感，无虚软松弛的感觉。同时我们可以感觉到，补后患者脉搏较针前充实有力，即《灵枢·终始》所谓："补者益实，实者，脉大如其故而益坚也。"同时，患者神态改善，面色红润。

最后就是导气的"度"了。导气后，患者自觉有"凉"或"热"气感到达病所，局部或全身也觉得舒服。

我们医者给患者导气后，可摸到病所皮肤温度较针前有较"凉"或较"热"的变化，标准亦以感到"舒服"为度。

二、医生的"他觉"标准

导法，则以"气至病所"为准，而不以候气时间的久暂或行针次数的多少来作依据。

在一般情况下，病者的自觉标准和医者的他觉标准是一致的，但由于人们体质的差异和经络敏感度的不同，《灵枢·行针》早已指出有如下四种类型存在。

（1）"神动而气先针行"。

（2）"气与针相逢"。

（3）"针已出，气独行"。

（4）"数刺乃知"。

因此，不能单独依赖患者主诉的"自觉"标准去衡量。若属于（3）、（4）类型的人，则只能以医者"他觉"的标准去衡量了。而在医者的"他觉"标准中，则以医者"针下气"的感觉为主要依据。当然，假如医生不是"心灵手巧"之人，这个"他觉"标准可能就不存在了，也就是说，他可能也做不了候气针灸了。下面是我补、泻失"度"（太过与不及）的病例，这既是我对"针下气"深信不疑的反面教材，也可谓"前车之鉴"，以作同道或后学者之一面镜子吧！

【例1】泻邪未清，误将邪气当卫气导之，令病情反复

刘某，男，年五旬余，广东省罗定市船步镇人。因全眼球炎拟择期做眼球摘除术。于1965年初夏某日中午用膳，吃了通菜咸鸭蛋。饭后，胃脘突然剧痛，大声呻吟，半坐卧于床上，两手紧揪上腹不放。

是时我正毕业实习于母校附属医院（临时），指导老师因急事命我为其针刺足三里，并急书一处方四逆散加减，命同学取回煎用。我取左侧刺之，当候得"紧而疾"的邪气来至，疾而徐，急泻之。凡三往，邪气大减，疼痛亦缓，呻吟停止，可平卧于床上，紧揪腹皮之两手亦已撤去。

当时我对针下的邪正体认尚未深刻，当针下有一股似属滑疾，但尚有一定冲击力（实即紧疾）的"气"至时，误作"卫气"，徐入徐出而导之，患者即觉得有一道酸胀不适的"气流感"，沿足阳明胃经而上，抵胃，过肩井，达于耳下，胃脘复感不适。因而觉察到是将"邪气"作卫气导之之过，犯了"毋令邪布"之禁！即反针再候得同样感觉的邪气来至而尽泻之，乃渐适，病亦随失。知邪气尽，遂去针，继服加味四逆散以善后。

此例胃脘痛，乃饮食失宜所致，属肝胃不和（急性胃痉挛），肝木乘脾之证。经泻邪后，痛缓，邪气虽减，但尚未清；邪气再至时，误认为卫气而导之，令邪气布，痛楚复加；后再候得邪气来至复尽泻之，乃适。可见，分清邪正，乃候气针灸之第一关键也！可幸能及时发现并立即予以纠正，避免了更大的损害。不可不慎！当可为鉴。

《灵枢·九针十二原》有云："阴有阳疾者，取之下陵三里，正往无殆，气下乃止，不下复始也。"此之谓也。

治疗胃脘痛，除正确辨证论治外，健康的心理、正常的作息、合理的饮食、系统的治疗等都要密切地配合。根据我几十年的经验，饮食的宜、忌也是必须要注意的。

（1）不吃过酸、过辣、过冷、过硬的食物。

（2）不吃太甜或太咸的食物。

（3）不要吃得太饱，但也不要饿着。

（4）不要太劳累（包括脑力劳动和体力活动或运动）。

（5）情绪不要太激动（尽量不要动怒）。

（6）少喝绿茶、乌龙茶和茉莉花茶。

（7）饭后不要马上喝汤、水（宜饭前喝）。

本例患者是因本来就有胃脘痛病史，那天吃了"太咸"的咸鸭蛋所致。

【例2】泻邪太过，致病情反复

侯某，男，四旬余，广东省封开县南丰镇江贝乡人。患肺结核多年，羸弱，因感冒未清，咳嗽不爽，短气食少，于1968年秋要求出诊治疗。诊其脉细而虚，人迎一盛而躁，病在手少阳。

刺左外关，其邪气虽微，针下仍可辨之。微泻其邪，气较顺，体渐适，神情较清爽。恐其邪未清，再候气泻之。

当针下有股轻微滑疾之气至时，误作"紧疾"的邪气泻之，病者旋即张口抬肩喘气，其状若脱。正如《灵枢》所言："刺之害，中而不去则精泄……精泄则病益甚而恇。"复反针候取正气而补之，乃渐得定耳！

此例亦有悖经言"刺之气至而去之，勿复针"之教，犯了"刺之害，中而不去则精泄……精泄则病益甚而恇"的错误。恇者，不足也，本已邪去正安，而再刺之，误将"卫气"作邪气泻了，反愈为剧，犯了"虚虚"之禁。《灵枢·终始》篇云："一刺则阳邪出，再刺则阴邪出，三刺则谷气至，谷气至而止。"邪去正复，再刺则正气伤，安有不重加其疾之理耶？过犹不及，此之谓也。

【例3】补卫气太过，令少火变壮火，使患者眩晕

梁某，男，年逾七旬，广东省封开县南丰镇人，有高血压病史。1966年冬腰痛发作，由其妻与儿子扶来门诊。两尺脉弱，关弦，寸浮，此上盛下虚之候。盖腰为肾之府，肾主骨，肝主筋，属肝肾阴虚之腰腿痛。

按《肘后歌》"尺泽能舒筋骨疼"的经验，导补左尺泽，以生天一之水，而取补肝肾之效，凡数往，其针下及腰脊间热，再候气二三补、导之，热增，并从脊上颈项、抵面，面热如醉，赤如丹，旋觉头晕，即出针，令卧片刻，乃复如常。

经云："饮酒者，卫气先行。"补卫气亦有如"饮酒"之状，初补之腰热，知其气已至病所，本当去针，心中暗喜！欲促其效，再二三补、导之，至卫气隆盛，面热如醉，赤如丹，则知过矣，竟至出现一时性眩晕（非晕针，因无冷汗及脉迟弱等征），亦有悖经言"刺之气至而去之，勿复针"之教也。

三、总结

可见，针下是否气至，乃行针导引、补、泻之前提，亦治病难、易之基础，分辨邪、正营卫之气，乃行针导引、补、泻之关键，而补、泻、导之是否得"度"，则直接影响着疗效。

无论补、泻或导，判断是否得"度"，一般来说，可以用以下几点来衡量。

（1）患者是否感到舒服。

（2）补或泻后是否已有"针下热"或"针下凉"的感觉产生。

（3）"气感"是否已到达病所。

以这三个"自觉"的标准为依据，在大多数情况下，患者的"自觉"和医生的"他觉"是一致的，但因为有经络敏感度的差异，所以有一部分人又不相一致，而且经络感传又有"显性"和"隐性"的不同。因此，在这种情况下，补泻是否得"度"，应以医者的"他觉"标准，即"针下邪气是否已清（或明显减弱）"和"正气是否已较针前充实"，以及观察"患者的神态和色脉是否已趋于正常"为决定性的标准了。但如果医者本身的感觉失灵或者根本就不敏感，非《灵枢·官能》所说的"手巧而心审谛"者，则难以胜任候气针灸的职责了。

以上所讨论的是指每一次候气针刺补泻的"度"。对某些病症来说，在正确辨证取穴，准确候气补泻而且又能得"度"的话，多能一次取效，但对于大多数的慢性和急性病症，则常需经过多次或数次的候气补泻（必要时配合药物或其他治疗），才能取得满意的疗效。而在每一次的治疗中，这个候气针刺补泻的"度"，还是适用的。

第三章

实践《内经》
继承发扬

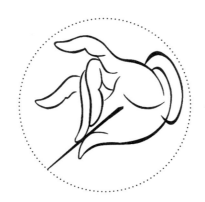

第一节 一针疗法可以解决哪些问题？

一、何谓一针疗法（候气针灸法）？

什么是一针疗法呢？相信大家对一针疗法这个说法并不陌生，我也曾看到过一些关于一针疗法的书，他们大多强调对某一种疾病的特定治疗穴位，而并未强调候气。我所使用的一针疗法又名"岭南一针候气针灸法"，是以毫针为工具，在精确辨证的基础上，正确选取一个穴位，无痛点进针，专心致志地候气，感受针下信息的到来（即"候气"），准确分辨"邪气"和"正气"（包括"营气"和"卫气"），运用疾徐补泻为主的手法，进行导引、补泻，达到邪去正安（或邪去正复）、治愈疾病、保持或恢复健康的目的。它较非候气针灸法疗效为优，范围更广，可

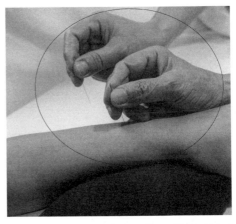

图3 一脉相承（传授儿子黄文活候气针灸）

治疗疾病更多。

二、一针疗法能解决哪些问题？

一针疗法可以解决哪些问题呢？主要可以概括为治疗疾病，协助辨证、指导用药和验证中医的基础理论三个方面。

（一）治疗疾病

候气针灸较非候气针灸法疗效为优，范围更广，可治疗的疾病更多，下面试举几例予以说明。

【例1】痛证

1974年，南丰医院药师陈某，左眼患慢性青光眼急性发作，累及左侧偏头剧痛如刀劈（雷头风），再用3年前有效的毛果芸香碱及乙酰唑胺无效，打"美沙酮"（吗啡制剂）只能缓解4小时，遂要求针灸治疗。

我用"岭南一针候气针灸法"给他治疗。诊得脉弦缓，"人迎一盛而不躁，病在足少阳"，刺光明，针下邪气甚盛，尽泻之，眼及头剧痛全失，至今近50年未再发，无需用药，一针而病、痛皆除。

【例2】血证

一位被西医院妇科诊断为"功能性子宫出血"的赖姓中年女教师，月经量超多，应用中西止血药均未见改善。通过辨证，判断其属脾虚不摄，证属血崩。遂对其进行内关穴的候气针灸，并配合胶艾四物汤，治疗1次后即明显好转，只有少量渗血。因下文第四章第三节有专篇论述，故此处不再详述。

【例3】炎症

陈某，女，24岁，护士。1963年患急性阑尾炎，静脉滴注青霉素1周，病情得到控制，临床治愈。1966年10月6日，我刚到南丰医院第一天，晚饭后，全院职工参加义务劳动，挑水抗旱。陈某右下腹骤觉疼痛难忍，蹲在路旁呻吟。

余闻讯，即往视之。见舌苔黄厚，两尺脉弦甚，按两边阑尾穴甚酸，即取随身携带之针灸针为其治疗，取右阑尾穴刺之。

候得邪气至而泻之，其疼痛渐得缓解；数刺之，邪气尽，痛止，出针。陈某可自行回医院休息。

后追访53年，患者未用药物，也未见再发作。可谓病、痛一针根治！

阑尾穴当足三里之下、上巨墟之上，在足阳明经之中，为治疗阑尾炎之特效穴，取之，果然不假。

如不是采用候气针灸法，是否有这样的效果呢？很难说！

【例4】荨麻疹

侯某，接生员，35岁。1975年夏荨麻疹急性发作，红色丘疹遍布全身，奇痒，脉浮数，人迎三盛而躁，此风邪犯卫，病在手阳明。

取合谷，从卫分候气，横卧其针，针尖向心，迎着混入卫分之风热之邪而泻之。此时，正当下午2点40分，卫气正行、旺于阳明经分，因此要打起十二分精神，不能有丝毫的疏忽与差错！下针后不久，便有邪气来至，疾而徐，急疾以虚之；如是，数往，令邪气尽，肤痒及丘疹竟然逐渐退去；针下已无邪气，遂出针，急闭其孔。

【例 5】术后尿潴留

黎某，男，年 50，乡干部。胃大部切除术后，急性尿潴留，下腹膨隆难忍。每日需导尿乃通。欲免其苦，要求针灸治疗。1970 年 3 月 23 日应诊，因思《灵枢·本输》所载"三焦者……出于委阳，并太阳之正，入络膀胱，约下焦，实则闭癃……闭癃则泻之"的教导，取左委阳，遇邪气而泻之，半小时后，小便即从导尿管旁少量渗出。

次日，我女儿出生第三天，适逢我的第一个学生从中山前来学习（他刚从广州广雅中学毕业，他妈妈认识我，让我先带他学习中医基础半年。之前他对中医和针灸一无所知）。我有意让他捻转运针半小时，结果没有半滴尿从导尿管旁渗出；之后，我接手继续候气针灸泻邪，半小时后，尿从导尿管旁渗出，比昨天要多。

连针 3 天，除去导尿管，尿潴留告愈。

以上病例多数在针灸治疗后，配合中药治疗，体现"一针二灸三用药"的精神，疗程较单用药物治疗缩短明显，可谓事半功倍。

综上，可以得出以下结论。

首先，候气针灸治疗范围广泛。除了以上病案，我在临床中还运用候气针灸法治疗其他各种痛证，轻者如胃痛、牙痛，重者如癌痛及麻醉止痛针都未解决的头剧痛，均可缓解；还可治疗如痔疮出血在内的各种血证；此外，像乙型脑炎等传染病及脑挫伤失语症等都可临床治愈。因此，候气针灸不仅可以治疗常见病，还可以治疗急、危、重的病证。所以，中医不能治疗急症的观点是错误的；同样针灸只能治标不能治本的讲法也是错误的。

其次，候气针灸法异病同治。如感冒、支气管炎、哮喘、胃痛、失眠、输液反应等多种病证，因与外感有关，故同取外关一穴而愈；胁痛、胃病、梦多、便秘、急性腰扭伤、失音、咽喉炎等病证，因与少阳枢机不利有关，故均取支沟一穴而愈。

再者，候气针灸法还可以同病异治。如同是血证，因阴络伤者，补内关令血归胞络而止；因脾不统血者，补公孙，令血归脾而愈；同是胃病，属阳明经者，取足三里而平，属少阳失枢者，针支沟而宁，令"通则不痛"；同是腰痛，属肾虚者，取尺泽补其母，令天一生水，补肾养肝而愈；属少阳枢机失调者，取支沟，枢少阳，令枢机复而愈。

最后，同一肝癌胁痛患者，同取支沟一穴，病机（"外诊八纲"）相同，但"针下气"（"内诊八纲"或称"针下八纲"）有别，而手法有别（"子午捣臼"之导法与"疾徐补泻"之泻法），但同样取效。可见针下辨其邪正之重要。这也是韩师"针下八纲"学术思想之独特见地，亦是针下候气之必要所在也！

（二）协助辨证、指导用药

1. 协助辨证

【例6】舍脉从症

这里我还想列举前面（第一章第三节）中治疗的"慢性肾炎尿毒症"

合并"十二指肠球部溃疡"患者，是时胃脘痛急性发作一案予以说明。当时查体后感觉此病"脉虚症实"，邪盛正弱，舍症从脉当补，舍脉从症当泻，一时难以定夺。后忽然想起韩老"舍枢不能开阖"之教：可通过针少阳枢机去探其虚实而定夺之。遂取少阳之枢穴支沟刺之，最终针下有邪气至而尽泻之获愈。验证了当"舍脉从症"（中药可用半夏泻心汤加减），又"针灸可指导内科"之证也！

【例7】针下辨虚实

此处再举前面（第一章第三节）"原发性肝癌"患者的病案予以说明。适时患者腹胀明显，胁下剧痛，触之拒按，凹凸不平，脉弦细数，人迎一盛而躁，左关独弦，舌紫红，苔黄厚腻。此肝郁脾湿血瘀之证，为癥积蛊胀，属实，病在手少阳。按"实则泻其子"法，当取手少阳之火穴，再参《针灸大成·标幽赋》"胁疼肋痛针飞虎"的经验，即取左支沟刺之。

入针后良久，未见邪气来至，因而未敢使用泻法。后猛然想起韩老师用"子午捣臼"法加中药曾治愈一位肝硬化患者，故候得谷气至而行"子午捣臼法"，徐入徐出，进九退六，凡九往，令相逆之乱气反之于平，其胁痛旋即大减，浑身自觉轻松。遂出针，急闭针孔。

患者当时已属晚期肝癌，后虽不治，然取支沟，视针下气至情况，或用导法，或用泻法，症状可得到暂时缓解。故运用一针疗法可以了解针下气至情况，进而协助我们辨别疾病虚实。

2.指导用药

我们从临床2143例感冒（回顾性）及与外感有关的病证中发现，取外关（或外关透内关）可取效，乃转枢少阳之功；而小柴胡汤亦转枢少阳之方也，故治外感病，余多以小柴胡为基础，加减化裁而用之，配合针灸外关而取得事半功倍之效。现列举一例。

【例 8】

李某，男，逾六旬，离休干部。暑风感冒两天，1986 年夏至后来门诊。发热、恶风、头痛、流清涕，无咳嗽，舌微红，苔薄白而润，咽微红，脉浮略数而弦，按之稍减，人迎一盛而躁，病在手少阳。

针外关，尽泻其邪而去针，热退，体适。

中药处以加味小柴胡汤：

三桠苦 30g，板蓝根 30g，柴胡 10g，黄芩 10g，党参 15g，姜半夏 10g，生姜 3 片，大枣 12 枚（开），炙甘草 6g，香薷 10g（后下），防风 10g。予两剂。

结果，服药 1 剂，诸症已失，告愈。

3. 验证中医的基础理论

1964 年毕业实习时，由韩绍康先师及其长子韩兼善医师、靳瑞老师、刘录邦同学和我，组成五人小组进行卫气行针灸实验研究，观察卫气在日间的运行规律。结果发现其与《灵枢·卫气行》所描述的基本相符，只是有个别出现个体差异。

卫气在白天基本是按照《内经》所描述的那样，如卯时太阳一出，卫气出于目，按水下百刻计算法，依照太阳、少阳、阳明、阴分、太阳（经分）……顺序运行，至酉时入于阴，经照海入肾而交于五脏。当卫气经照海时，患者自觉穴位附近发热，用半导体皮肤点温计探测高于正常1.5℃的皮温，提示了治疗阴虚阳亢神经衰弱失眠的患者可取照海而补之，令阳入于阴而取效（如书中所举罗某等）。从而亦验证了中医"阳入于阴则寐"理论的正确性。

内关，在现行的高校针灸教科书和《中医大辞典》中似乎并无治疗血证功用的记载，但我根据《灵枢·百病始生》"阴络伤则血内溢，血内溢则后血"的理论，考奇经八脉"阴维维系诸阴"的生理功能，取阴维与心包之络穴内关，并于营气旺及卫气行于阴分之戌时刺之，治疗"阴络伤"之痔血、上消化道出血及妇女功能性子宫出血，甚至胎漏之出血，均取得较理想的效果。

因此，候气针灸法，不仅在临床治疗，而且在临床教学和针灸科研方面，都起着重要的作用。

第二节　如何运用针刺手法诱导经络感传

如何运用针刺手法诱导经络感传？下面就结合我和朋友黎泽泉、刘录邦的经验跟大家交流一下。

经络的循行路线，《内经》早有详载，其后的《难经》《针灸甲乙经》，乃至近代著述，多皆宗此。针灸家和气功家，一向注重经络感传。如名医华佗就相当重视，据《三国志》记载："若当针，亦不过一两处下针，言当引某许，若至语人，病者言已到，应便拔针，病亦差。"张子和的《儒门事亲》和窦材的《扁鹊心传》均有类似医案记录。

气功家则注重"大周天"和"小周天"的运行。近年来，有人在人群中做了相当数量的调查，发现经络感传现象虽非罕见，但敏感者只占少数，而不敏感者尚占多数。所见经络传感现象乃区别于迄今所认识的神经传导途径。如何提高感传率，这关系到针刺疗效的提高，减少患者的痛苦，提高抗病信心，也关系到针刺麻醉的成功率，以及针刺原理的研究。因此，这是一个值得注意的问题。

如何提高经络感传，历代医家各有其看法。我们在临床实践中，颇注意运用《内》《难》二书传统针刺手法，以提高经络感传的出现率。临床上有些患者，本来是经络敏感的，但由于不注意手法运用，不但未诱出经络感传，也未取得预期的效果。

针刺手法，古今论述很多，可谓百家争鸣，各抒己见。我们考各家针法，皆始于《内经》，而《内经》中论针手法颇多，有疾徐、呼吸、迎随、开阖、捻转、导引等。我们主要采用补、泻、导三法，而补泻则以疾徐补泻为主。这三种手法，可谓是一切针刺手法之根本大法，各种针法，皆可由此演化而来。临床上运用此三法，多能诱导出相当丰富的经络感传现象，使气至病所，提高疗效。下面就结合我和朋友的经验跟大家交流一下。

一、补法

诸凡"精气夺则虚"者，皆可施之。"精气"者，正气也，即荣卫之气有所损失，也就是一切正气不足之虚证，都可用此法，即"虚则补之"。遵照《难经》"当补之时，从卫取气"的方法，在相当于穴位表浅的部位（又称卫分或天部），持针候气。当候得"徐而和"的谷气来时，用"徐而疾"的手法补之。"徐而和"是指医者感觉到针下有一阵阵徐、和、柔、匀，或流利滑疾的"气"，冲击针尖时，即将针缓缓向穴位深部（又称营分或地部）推进，在"气"冲动间歇期，迅速提针到卫分，重新候气，如此反复补之，令正气充实，"气至而有效"，便可出针。出针时，急闭针孔。补后多有"针下热"的反应，其热气可呈线状或片状感传。

【例1】（刘录帮验案）

甘某，女，上腹疼痛隐隐，喜按喜暖，神疲乏力，反复发作，缠绵多年，舌淡苔白，脉缓而软。

此脾胃虚寒之证。

于下午二时许针单侧足三里，候得流利滑疾之气至，即徐徐入针，即补而导之，患者隐隐约约感觉有暖气散发性先下行至足跗上，片刻，复从目出现上头到背，进而觉胸宽，胁侧舒畅，面似含羞样，吞咽津津而润，如是者反复呈周期性出现，计有半日之久。

次日病者来诊，喜告曰：昨此一针，针后气竟能全身遍走，上腹痛基本消失，近乎平人。要求再补一针。

二、泻法

诸凡"邪气盛则实"者，皆可施之。"邪气"泛指一切致病因素，凡"邪气"盛的实证，都可用此法，即"盛则泻之"。遵照《难经》"当泻之时，从营置气"的方法，在相当于穴位较深的部位（又称营分或地部），持针候气，当候得"紧而疾"的邪气至时，用"疾而徐"的手法泻之；"紧而疾"是指医者感觉到针下有一股紧迫而急疾的"气"搏击针尖时，将针迅速插入，然后慢慢提到穴位的卫分。在邪气冲击的间歇期间，重新压入营分候气，如此反复泻之，令邪气虚，邪气尽，"气至而有效"，便可出针。出针时，（一般情况下可）摇大其孔。泻后多有"针下凉"的反应，其凉感如风吹样呈片状或带状传导。

【例2】（黎泽泉验案）

叶某，女，翻译，口眼㖞斜已1周，不能接待外宾，苦甚。颜面右缓左急，脉滑，苔滑腻，曾在某门诊针刺1周，未效，亦无感传。

按《针灸大成·四总穴歌》"头项寻列缺，面口合谷收"的经验，刺左侧列缺，待得针下紧而疾，邪气快而有力地搏击针尖，急泻之，疾而徐。

患者先觉热，后觉凉，凉气先传向指端，继而过肘至腋前；继泻右侧合谷，由指端至面皆凉，先向下传，再沿下肢外侧过膝、髋至颈均凉，遂出针，摇大其孔，针穴竟有少许黄水，随针外溢。连针十日，两眼及面颊基本对称。

三、导法

《内经》在论述补泻的基础上，还提出了"导法"，用"徐入徐出"，"补泻无形"（不补、不泻）的手法。这种手法，主要用于营气不行脉中，卫气不行脉外的常道，引起"乱气相逆""清浊相干"之证，古人就用这种针法，导其营卫之气，复循常道而行。因营卫之气即是"精气"，亦称"谷气"，同属水谷之精华，其"清者为营，浊者为卫"，故此种针法，古人又称"同精导气"法。导气只能导其营卫之气，而决不可导其邪气。李东垣对此法颇有心得，明·高武见"人多急之"，特收入《针灸聚英》，列为《东垣针法》。

这里所说的"导法"是以《内经》的导气法为基础，结合后世诸家经验，施加催导、诱导、引导的手法，目的是在补或泻之前、后，当候得"谷气"来时，用"徐入徐出"的方法，或结合"顶""摆""转"等手法，以催其气至，或使经气通关过节，达于病所，力争专精一穴而通诸经。下针之后，未见气至，"徐入徐出"，以催气至；补泻之后，已有寒热，但未感传，待谷气至，徐入徐出，使气达病所。

所谓"顶"，是顺来之势，针朝病所，顺其势将针尖朝上，使经气上行；所谓"摆"是当候得针下气至有波动样感觉时，随其波动来去之势，微微摆动针尖，加强针下感传强度和补泻之疗效；所谓"转"，是欲气右行或左行，待气至之时，微旋针尖，使气随针之转动，向对侧肢体诱导过去。

【例3】（黄建业验案）

此验案即第二章第三节中的【例】"上消化道出血"患者罗某出现少寐的病案。根据患者当时出血已止，以少寐为标，故急则治标，补阴以制阳，引阳入于阴。手足少阴同气，取卫气入阴之阴跷脉与足少阴经之会穴右照海补之、导之。治疗结束，当晚即酣睡7小时，梦亦减少。具体治疗可翻阅上文，此处不再赘述。

用补、泻、导三法，诱导经络感传，要做到以下几点。

第一要静心：必须精神集中，细心体察"针下气"和分辨"针下气"，即要注意气至与否，气既至，要分辨其属"谷气"（正气），还是邪气，这是关键的功夫。要做到这一点，则要切实按照《内经》反复强调的要"神在秋毫"，"凡刺之真，必先治神"等教导。这类警句，在《内经》不同的篇章，出现达十余次之多，其用意是垂教后人，首要"治神"，全心着意针下的变化，全神贯注地候气，静心精细地运针。这样经过反复实践，是一定能掌握"清静而微"之经气活动特点和规律，并能熟练地掌握针刺手法的。

第二要辨证：就是要准确辨证论治。在强调针下候气手法的同时，切莫忽视辨证论治这个大前提，不掌握中医理论基础，辨证不当，则无从论治，因而不能指导正确选取穴位和运用手法，也往往诱导不出经络感传。辨证论治，除了"外诊八纲"（即"四诊八纲"）外，还要配合"针下八纲"（即"内诊八纲"）进行"审因分经辨证论治"去选取要针灸的穴位。

第三要放松：要取得患者密切配合，态度要诚恳，动作要稳重，要诚心体察患者痛苦，如待亲人一样。进针前要揉按穴位，进针要快，进针后不乱插乱动，尽量减少患者痛苦，避免患者在紧张的精神状态下行针，力争使其肌肉放松，为经络感传创造良好条件。

但事物都是一分为二的。用手法也有感传不远者，可能经络也有"显"或"隐"的同一性。不过，注意运用手法，对疗效是有帮助的。例如，有一脾虚型之十二指肠溃疡病患者，两年来，持续用各种药物注射足三里，致使该穴位局部变成紫暗色，舌胖色淡，脉缓而弱，腹痛腹胀，便溏，两下肢肌肉入夜则跳动不休，严重影响睡眠，属脾胃虚寒、肝风内动之证。取足太阴脾经之合穴阴陵泉，静心候气，耐心补之，仅觉轻度麻感，上传过膝，再无上行感觉。但用半导体点温计探测，针刺局部皮温上升，脾经大包穴皮温也较针前升高 $1 \sim 2℃$，隔天针一次，针补五次后，腹痛腹胀大减，食欲大振，两下肢肌肉跳动已除，夜能安寐，体重增加。

运用《内经》手法，诱导经络感传，可因人而异：有传或不传；有快传慢传；有早反应或后反应。运用手法，能提高感传，但不是说非用手法才能感传，或用手法都能获得完全满意感传，若因而责备求全，不注意抓主流，妄然弃之，是不妥当的。早在两千年前，古人就注意到经络感传的个体差异性。如《灵枢·行针》云："百姓之血气各不同形。"又说："或神动而气先针行，或气与针相逢，或针已出气独行，或数次乃知。"由此可见，运用针刺手法，也应按照具体情况做出具体分析，针对不同人体及病情差异性，采取不同手法，是利于诱导经络感传出现和有利于经络实质研究的。

第三节　经络学说

　　《灵枢·经脉》曰："经脉者，能决死生，处百病，调虚实，不可不通。"清·喻嘉言云："不懂脏腑经络，开口动手便错。"可见，作为一位中医医生，作为一位中医院的医生，一位中医药大学的大学生和西医药院校的医学生，对经络应该有一个正确的认识。下面就结合我这五十多年的临床工作经历跟大家分享一下我的感悟。

一、经络学说

　　经络是一个以"营气"和"卫气"两种运动形式为主的、有机的、可自动调节和可控的、闭型和开放型共存的、运行气血精微及其信息的循环系统，具有内连脏腑、外络肢节、传递信息，并在"心"的协调下与人体各系统共同维持正常生命活动、抵御疾病发生和恢复健康的功能。

二、经络营气卫气学说表解

首先我们通过图表来了解一下营气与卫气的不同，见表 5、图 4。

表 5　营气、卫气之对比

	营（荣）气	卫气
来源	水谷精气，"清"者为营 （"清"者，专精之意）	水谷悍气，"浊"者为卫 （"浊"者，洪烈之意）
针下特征	徐而和	剽悍滑疾（利）
功能	（1）营养周身。 （2）生化血液。 （3）内连脏腑，外络肢节。 "荣气者，泌其津液，注之于脉，化以为血，以荣四末，内注五脏六腑。" "营者，水谷之精气也。和调于五脏，洒陈于六腑，乃能入于脉也。故循脉上下，贯五脏，络六腑也。"	（1）卫护肌表，防止外邪入侵。 （2）温养脏腑、肌肉、皮毛等。 （3）调节腠理开阖、汗液排泄，以维持体温恒定。 （4）诊断、治疗疾病："卫气者，所以温分肉，充皮肤，肥腠理，司开阖者也。" "审察卫气，为百病母。"
运行规律	寅时始于肺，按"子午流注"行，旺于十二经脉，丑时终于肝，通过任、督，于次日寅时复会于肺	卯时出于目，按"水下百刻"，日行于阳，夜行于阴，按五行相克走五脏（《灵枢·卫气行》）
运行图示		

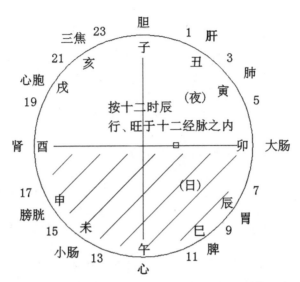

图4 营气十二经脉流注图（子午流注"纳子法"图）

"营气"是水谷之精气，起于中焦，徐、和、柔、匀，按十二时辰行、旺于十二经脉之内，于次日丑时终于肝经，通过任、督，寅时复会于肺，终而复始，如环无端（按子午流注"纳子法"规律运行）。

营气在十二经脉流注歌

肺寅大卯胃辰宫，

脾巳心午小未中，

申膀酉肾心包戌，

亥焦子胆丑肝通。

卫气按水下百刻运行于经脉之外。按太阳出没而有早迟，卯时出于目。

水下一刻，人气在太阳；水下二刻，人气在少阳；水下三刻，人气在阳明；水下四刻，人气在阴分；水下五刻，人气在太阳；……

日行于阳二十五周，夜行于阴二十五周。日间按太阳、少阳、阳明、阴分、太阳（经分，含脏腑及其经脉）……规律运行；夜间，至酉时经照海入阴，按五行相克，肾、心、肺、肝、脾、肾（经分，含五脏及其经脉）……规律运行。次日卯时日出，复出于目，周而复始，如水之流，如日月之行不休。

由于到目前为止，尚未找到经络形态学上的根据，所以连高等院校的教科书《针灸学》也还没有对经络做出本质性、定义性的论述。只是说：经络是经脉和络脉的总称。经，有路径的含义，经脉贯通上下，沟通内外，是经络系统中的主干；络，有网络的含义，络脉是经脉别出的分支，较经脉细小，纵横交错，遍布全身……经络内属于脏腑，外络于肢节，沟通于脏腑与体表之间，将人体脏腑组织器官连成一个有机的整体；并借以行气血，营阴阳，使人体各部的功能活动得以保持协调和相对的平衡。

经络是由营气和卫气这两个系统构成。"营行脉中"，"卫行脉外"；营气按十二时辰行、旺于十二经脉之内；卫气按"水下百刻"行旺、升降、出入于十二经脉之外，按太阳出没行走，日行于阳25周，夜行于阴亦25周；白天，按太阳、少阳、阳明、阴分、太阳（经分，即系统）……行走，每水下一刻走一个经分（实际走了51刻，走了51个经分）；晚上，从阳明经照海入肾，按"五行相克"规律，从肾→心→肺→肝→脾→肾……每水下两刻走一个经分（每个脏器及其经脉），至"水下百刻"，"漏水尽矣"为止，在人身行完50周（夜晚实际走了49刻，不到50经分）。

这可以通过候气针灸反映出来，又可以通过"经络敏感人"经"行卫气法"反映出来。

经络是一个循环系统，由营气和卫气这两种运动形式构成。

经络具有"波""粒"二元性（参考下面《奉献集》广州中医药大学黎泽泉教授有关"波、粒二元性"的文章，及本人1978年第二季《中国针灸·试论针下气》），即具有物质性和运动性；营气和卫气都是水谷之精气，其"清者为营""浊者为卫""营行脉中""卫行脉外"。

营气按十二时辰行、旺于十二经脉之中，按"肺寅大卯胃辰宫，脾巳心午小未中，申膀酉肾心包戌，亥焦子胆丑肝通"，即按"子午流注"纳子法规律运行；卫气按"水下百刻"规律行、旺、升降、出入于十二经脉之外，"日行于阳，夜行于阴"，白天按"太阳→少阳→阳明→阴分→太阳……"规律运行，夜晚按五行相克规律，即"肾→心→肺→肝→脾→肾……"规律运行。

营气和卫气的运行，都有一种"力"的推动，以"波"的形式出现，"心灵手巧"者可以在针下感觉到这种波动并将这种"力"加以区别。

营气在针下的特征是"徐而和"，可呈"多相波"（连续性）出现；卫气在针下的特征是"滑而疾"，呈"单相波"（一过性）出现。

有研究发现，在进行针刺治疗时，受试患者可以感受到"营气"，并且在皮肤下较深处呈"线状"运行。补"营气"时，患者会感觉到"热感"呈"线状"传导，导之可至病灶，但不会出现"如饮酒样"感觉；补"卫气"时，患者可感到"热气"呈"片状"传导至病所（灶），同时，患者有"心跳加快""面热如醉""脸色红润"等变化。

经络的"粒性"，即物质性。经络既然有物质性，就有它的"质"和"量"。"质"的表现，营气是"徐而和"，卫气就是"滑而疾"。质和量都是以"力"的形式（"针下气"）表现出来。而"力"有四个特性：一是量值，二是方向，三是速度，四是轨迹。这个"轨迹"就是"经络"和它的"穴位"。它的量值有大小，即针下营、卫之气的强弱。方向，营气的方向，是按"从胸走手，从手走头，从头走足，从足走腹"；卫气的方向，手、足三阳"经分"（系统）的卫气是从"卫中之卫"离心向手足末端之"绝道"而走；手、足三阴"经分"之卫气，是从"营中之卫"向心而走。如水之流，如日月之行不休。

第四节 "针下八纲"——针下辨虚实

　　"针下八纲"与"针灸可指导内科",是韩绍康先师在祖传中医的基础上,继承发扬《内经》针灸学术思想,进而提出的有创建性的理念,是相对于宏观"四诊八纲"(外诊八纲)的微观"内诊八纲"。只有在针下能分辨出"邪气"和"正气"(营气和卫气)的医者,才能运用"针下八纲"和"针灸指导内科",更准确地去诊断和治疗病证,因为"针下八纲"能更真实地反映病证的本质。

一、何谓"针下八纲"

　　"针下八纲",又称"内诊八纲",是相对于"外诊八纲"(四诊八纲)而言的,属于微观辨证。"外诊八纲",即通常人们所认识的阴阳、表里、寒热、虚实这八纲,通过望、闻、问、切四诊,获得疾病和病证的症状、舌象、脉象和体征等资料,进行分析、归纳和推理,从而对疾病和病证的病位、性质、邪正斗争的消长,以及疾病和病证的归属、预后做出纲领性的判断,为论治打下基础,属于宏观辨证。

"针下八纲"即在临床实施针刺时，针下辨别八纲。其中，"虚实"两纲最主要。《素问·通评虚实》有"邪气盛则实，精气夺则虚"之论断。邪气与正气是构成疾病的一对矛盾，邪气代表一切致病因素，正气代表人体内一切维护生命活动和健康所必需的因素。邪胜正则病；正胜邪则不病或疾病得以康复。病后正气受损，就会变得虚弱。正如《矛盾论》说："研究任何过程，如果是存在着两个以上矛盾的复杂过程的话，就要用全力找出它的主要矛盾。"所谓"针下八纲"，主要就是在针下辨别"虚实"两纲。

"外诊八纲"是"内诊八纲"的前提，"内诊八纲"是"外诊八纲"的保证。先由"外诊八纲"辨证，确定方向性的论治（审因分经辨证论治，可参考本人《候气针灸法》一文），才能进入"内诊八纲"的领域。

二、为何要认识和掌握针下八纲

从韩老师及其传人等各数十年候气针灸的实践经验和体会中可以看出，针下虚实（"针下八纲"）有时未必与自己的辨证（"外诊八纲"）完全相符。例如，下文所举的肝癌案，首诊患者的症状、舌象、脉象和体征，"外诊八纲"辨证都是实证，按常规，当用泻法无疑，但针下并未有邪气出现时，即此时"针下八纲"辨证不是实证，便不能使用泻法。最终，用"子午捣臼"法导其正气而胁痛全失。如按原来的"外诊八纲"辨证进行论治，妄用泻法，则易犯"虚其虚"之禁。再如上文所举的胃脘痛案，症实脉虚，若舍脉从症，当泻；若舍症从脉，当补。"外诊八纲"辨证一时难以判断，最后，还是通过"内诊八纲"辨证，刺支沟以探其虚实，发现针下有邪气至（实证），尽泻之而痛止。故当舍脉从症！

因此，只有真正掌握好"针下八纲"的理论和技术，与"外诊八纲"有机地结合在一起，既有宏观的"外诊八纲"辨证，又有微观的"针下八纲"辨证，才能准确无误地解除患者的疾苦，让中医学区别于西方医学的优异特点——辨证论治放出更加灿烂的异彩，从而更好地为人类的保健事业做出最有益的贡献！

三、如何学习和掌握"针下八纲"

先由"外诊八纲"确定何经虚实，再选取相应的穴位，进行补泻（或导气）。在选取穴位时，最好能选择一个穴位，采取"无痛点"进针（可参考本人《无痛点针刺法》一文）。将针刺入相应深度后，专心致志地候气。当针下感到有"气至"时，即时进行分析、判断，分辨邪正（营卫），确定邪气之有无，正气之强弱，去探知邪正斗争的消长（虚实），以及对疾病的预后，做出更加准确的判断和鉴别，并做出及时的反应，采用相应的手法，泻邪、补正（或导气），达到扶正祛邪、疏通经络、调和阴阳的治疗目的，从而使机体康复。

不管是风、寒、暑、湿、燥、火六淫所侵，抑或是喜、怒、忧、思、悲、恐、惊七情所伤，还是起居失宜、饮食不节、房事过度、虫兽金刃所损，此"三因"致病，在针下都是以"邪气"的形式出现。而代表"正气"的，无论是脏腑、经络、营卫、气血之"气"，还是精、气、神之"气"，或者是"神气"或"经气"，在针下的表现都是以"正气"的形式出现。

《灵枢·终始》曰:"邪气来也紧而疾;谷气来也徐而和。""邪气"的信息流,在针下的特征是紧张而迅疾,一闪即逝,呈单相波"一过性"出现,略似"紧脉"的状态,较指端搏动感为强;"正气"的信息流,在针下又称"神气",或"经气",或"谷气"。但"谷气"又分"营气"和"卫气"。同为水谷之精气,其"清者为营,浊者为卫"。营行脉中,卫行脉外。这里描述"徐而和"的谷气,指的应该是"营气",是水谷之清气,在针下呈徐、和、柔、匀,不紧不疾的"单相波"出现,略似"涩脉"之象,较指端搏动感为弱;但并未将"卫气"的特征描述出来。"卫气",为水谷之悍气,其气"剽悍滑疾",亦一闪即逝,呈单相波"一过性"出现,略似"滑脉"之状,与指端搏动感相当。"营气",按十二时辰行、旺于十二经脉之内,寅时始于肺,次日丑时终于肝,再通过任、督脉复会于肺。即按子午流注"纳子法"规律运行,如环之无端(《灵枢·经脉》)。"卫气",随太阳出没,日行于阳,夜行于阴,按"水下百刻"规律升降、出入、行旺于十二经脉之外。白天,卯时,太阳一出(水下一刻),"卫气"出于目,按太阳、少阳、阳明、阴分、太阳经分(包括其脏腑及其经脉系统)……运行;晚上,酉时,太阳下山,(水下五十二刻)"卫气"入于阴,走五脏,按五行相克规律,即按肾、心、肺、肝、脾、肾脏(及其经脉系统)……运行,至次日卯时日出,复出于目……如水之流,如日月之行不休(《灵枢·卫气行》)。"营气""卫气"均按"太阳时"运行。

这里需要特别提醒的,就是针下要认真把"紧而疾"的邪气与"滑而疾"的卫气区分开来,一不小心,就很容易混淆,发生"虚虚""实实"的错误。

"外诊八纲"辨证为实证时,针下有"紧而疾"的邪气信息来至,则说明体内有"实证"存在，立刻采用泻法，急疾以虚之，"疾而徐"，快入慢出，间不容瞬（不容许有眨眼工夫的停顿），一直把邪气泻清为止，达到"明乎若见苍天"的境界，令患者感到舒服，便可出针。通常情况下可摇大其孔；如出针时，卫气刚好通过该穴位所在的"经分"时，必须急闭其孔，勿令卫气漏泄！

"外诊八纲"辨证为虚证时，针下有"徐而和"的营气或"滑而疾"的卫气信息至时，便可用"徐而疾"的手法补之，令正气充实，若有所得，同样令患者感到舒服，便可出针，急闭其孔。

"外诊八纲"辨证为体内无邪，正气又不虚时，只是"乱气之相逆"者，针下没有邪气（或邪气没有在针下出现）的情况下，遇到"徐而和"的营气或"滑而疾"的卫气信息至时，便可用"徐入徐出"的手法导之（不补，不泻），令"气至病所"，或使紊乱之经气，反之于平。

如"外诊八纲"诊为"实证"，但针下没有邪气信息至时，则说明此时体内（针下）没有"实证"存在，便不能采用泻法，要根据针下实际的具体情况进行调整。

如"外诊八纲"诊为"虚证"，但针下有邪气信息至时，则按"实证"处理，急疾以虚之，泻其邪，一直把邪气泻清为止。

《灵枢·官能》有载："语徐而安静，手巧而心审谛者，可使行针艾，理血气而调诸逆顺，察阴阳而兼诸方。"这是明确地告诉我们，要学习和掌握好候气针灸，并学会运用"针下八纲"，必须要具备"心灵手巧"这个基本的素质，否则便难以达到预期的目的。

学习这门医术，除了具备"心灵手巧"这个基本的素质外，还要具备像韩绍康先师告诫过我们的那样：首先要有"德行"；其次要读《内经》；

最后要学好古文。

何谓德行？包括要以患者生命为重，痛患者所痛，急患者所急；并要有高超的医术；还要有良好的精神状态。三者缺一不可！

读《内经》，不光要读，还要精通和应用，要"实践《内经》"。韩老师说过，《灵枢》是可以直接指导候气针灸实践的。尤其是《九针十二原》，不但是《灵枢》八十一篇的总纲，也是直接指导候气针灸实践的行动纲领。因此，这一篇，必须要认真学习、准确领会和善于运用。

学好古文，尤其是汉以前的古文（因为《内经》是汉以前的作品）对学习《内经》很有用处。

要学会运用"针下八纲"辨证，根据本人的经验，必须过好三关：

（1）针下分清邪、正。

（2）掌握补、泻的"度"。

（3）掌握"分经辨证论治"。

下面我就结合一些病例跟大家分享一下，希望能给诸位更直观的感受。细心的读者或许能察觉到，本节的几个医案有所重复。这是我刻意为之，因为这几个医案特别典型，从不同的角度能看到不同的辨证要点。

【例 1】

这是一个"外诊八纲"与"针下八纲"皆为"实证"的例子。

陈某，男，38岁，药剂师。1971年患"青光眼"，自服乙酰唑胺及毛果芸香碱滴眼而缓解。1974年复发，左眼痛极难忍，连及左头剧痛，伴呕吐，再用上法无效，并肌内注射麻醉止痛药"美沙酮"（吗啡制剂）1支，4小时后复痛如故，要求针灸治疗。脉弦缓，人迎一盛，舌淡红，苔薄白。

因思之，肝在窍为目。《灵枢·终始》篇云："人迎一盛，病在足少阳。"今脉不躁，过在足少阳。此属肝胆气郁之"雷头风"，当"泻足少阳而补足厥阴，二泻一补"。

又据《针灸大成·标幽赋》所载"眼痒眼疼，泻光明于地五"之经验，可针光明与地五会两穴。胆络通于肝，"脏病腑取"。

还是遵循韩师之教，"独取一穴"，取左足少阳胆经之络穴光明刺之，从营置气，历数分钟之久，未见气至，其痛依然，徐入徐出，催导之。少顷，针下觉有"紧疾"之邪气至，疾而徐，急泻其邪，数秒钟后，目痛大减；再候得邪气至而泻之，数行，目痛尽失，头痛因除，针下已无邪气至，去针。虽无"针下寒"之感，然已取"明乎若见苍天"（舒服）之效矣！针后至今此病未再发，可谓一针治愈。

雷头风之证，当时是我第一次遇到，可以说是毫无经验，只好分经辨证论治之。

初进针，针下气未至，无从补、泻；经催导后，针下有邪气至，急疾以虚之，"间不容瞬"，其痛顿失过半；再二三泻之，邪气尽失而出针，其痛亦随之尽失，临床告愈。

【例2】

这是一个"外诊八纲"与"针下八纲"皆为"虚证"的例子。

梁某，男，38岁，小学教师，1976年1月就诊。1974年行胃大部分切除术后，常觉胃脘胀，欠温、纳少，曾服补中益气之中草药及针补足三里，症状有所改善，欲再针灸治疗。舌淡红，苔薄白，脉弦细缓，寸口小一倍于人迎而不躁，属脾胃虚寒之候，为足厥阴经脉虚，肝木气虚，疏泄无权，脾失健运，故腹胀、脘冷而食少也，当补足厥阴。

晚八时合于戌，卫气入于阴，营气旺于手厥阴心包经，手足厥阴同气。《针灸大成·八脉交会八穴歌》："公孙冲脉胃心胸，内关阴维下总同。"内关可通胃、心与胸，此时营、卫之气皆可取。遂取阴维与心包经之络穴内关，无痛点进针，从营中之卫取气补之。当候得"徐而和"之营气至时，徐入徐出，导之，患者觉有"气"呈线状沿手厥阴经传导，上腋，入心，抵胃；再候得"滑疾"之卫气至时，即补之，徐入疾出，针下觉有热感呈片状从手内侧上腋，至心、胃及胸中，胃脘舒适，心跳加快；复候取卫气补、导之，其热增，上面，面热，略似饮酒状；再三候气补之，胃区热甚，欲作汗，即出针，急闭针孔，令热气留于胃脘。针后，患者觉胃脘及周身有温暖舒适感，果然"若有所得"。当晚饥饿甚，需进食夜餐：热气留于胃脘至次晨方散。后告知韩师，方明"寒则留之"者，留其热气于病所也，亦属于（温）补法。继续以补中益气之中草药及食疗调理数月，其胃胀渐减，逐渐恢复至正常饮食。年至六旬，前妻因病不治而病逝，还能再婚而正常生活。

【例3】

这是"外诊八纲"为"实证"，而"针下八纲"未必为"实证"的例子。

莫某，男，48岁。1992年8月15日由其子伴随步行来诊。患者刚从广西梧州市某医院做CT检查回来，诊断为"肝占位性病变（原发性肝癌）"。乙肝"两对半"检查为：HBsAg、HBeAg、HBcAg均呈阳性，黄疸（+++），腹水（++），腹胀（++++），胁下剧痛（++++），触之拒按，凹凸不平，肝上界在第5肋间，肝下界在肋下约5cm，痛苦病容，脉弦细数，人迎一盛而躁，左关独弦，舌紫红，苔黄厚腻。

此肝郁脾湿血瘀之证，为癥积鼓胀，病在手少阳。按《难经·十九难》"实则泻其子"法，当取手少阳之火穴，再参《针灸大成·标幽赋》"胁疼肋痛针飞虎"（飞虎即支沟）的经验，即取左支沟刺之。入针后良久候之，未见邪气至，因而未敢便用泻法。猛然想起韩老师用"子午捣臼"法加中药曾治愈一位肝硬化患者，因而候得谷气至而行"子午捣臼法"，徐入徐出，进九退六，凡九往，令相逆之乱气反之于平，其胁痛旋即大减，浑身自觉轻松，突然惊呼："周身松晒！"遂出针，急闭针孔。

1周后，德国学者韩鹏博士专程来访，要求临床交流，约患者到宾馆，癌痛虽减，但病机未变，仍取左支沟刺之；此次，针下候得紧而疾的邪气至，遂行疾徐补泻之泻法，令邪气消减，胁下舒缓，四体轻松，即出针。

患者已属晚期肝癌，后虽不治，然取支沟，视针下气至情况，或用导法，或用泻法，均可得到暂时缓解，故针支沟治胁痛，当可为鉴。

同一患者，前后病机相同，但两次"针下气"不同，因而处理方法也就不同，但取得"明乎若见苍天"同样效果，此"针下八纲"理论之高超也！

"子午捣臼"，手法繁复，但归根到底仍属"导气"范畴。经云："徐入徐出，谓之导气，补泻无形，谓之同精，非有余不足也，乱气之相逆也。"徐入徐出的"导气"法，是"不补不泻"的手法，是在针下没有"邪气"出现（不盛），而"外诊八纲"辨证又没有"虚证"（不虚）的情况下，遇到正气才使用的。《灵枢·经脉》云："不盛不虚，以经取之。"不是针五输穴的"经"穴，而是用徐入徐出的"导气"法运针，这里讲的是运针法，不是取穴法。

【例4】

这是一个"外诊八纲"为"虚证"，而"针下八纲"为"实证"的例子。

在上文第一章第三节中曾讲过这个例子，此处再次提及实为本案较为典型。当年我出差途经北京，偶遇一位胃脘痛急性发作的患者。他患有"慢性肾炎尿毒症"合并"十二指肠球部溃疡"，在针灸及神灯TDP照射等治疗后，疼痛仍未得明显缓解。

被其痛苦所感，不顾"班门弄斧"之嫌，征得主治大夫同意，我主动为其针灸治疗。见其形体消瘦，面色苍黄，脉象细弱，难以扪到，舌质淡紫，苔黄厚而干，右上腹痛拒按，并言下午还要接受肾透析治疗。

此病属"脉虚症实"，邪盛正弱，舍症从脉当补，舍脉从症当泻，一时难以定夺。忽然想起韩老"舍枢不能开阖"之教：可通过针少阳枢机去探其虚实而定夺之。

因取右侧手少阳之经穴支沟刺之。进针少顷，即觉针下有"紧而疾"的邪气至，即泻之，其痛渐缓；再三候得邪气至而泻之，其呻吟渐止，仅存轻微的疼痛感觉。见针下邪气已尽，针下已松动，遂出针。患者觉喉中有痰，卧起而吐之，其疼痛尽失，笑逐颜开。

此案验证了当"舍脉从症"，此"针下八纲"之妙用也！又"针灸可指导内科"之例证也！

可见，"四诊八纲"（外诊八纲），是中医诊断疾病的主要手段；但"针下八纲"（内诊八纲），更能反映疾病的本质，验证"四诊八纲"是否正确、准确和完整，并对它进行更正、修改、补充，从而更精确地对疾病进行辨证论治。因此，候气针灸之所以是上乘的"守神"的针灸手法，关键就在这里！所以，我们一定要好好学习和掌握。

第四章

独取一穴
实例解说

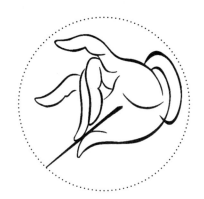

20 世纪 60 年代初，我在跟随韩绍康老师学习候气针刺法时，发现韩师常用外关治感冒，效如桴鼓。吾亦法之，每获良效，且广为应用，凡与外感有关之病证，皆取外关治之，疗效亦颇满意，深为病者欢迎。今不揣冒昧，愿将针刺外关治疗外感相关病证的心得体会与大家交流。

一、针治感冒，首推外关

自师从韩绍康老师以来，在学生时代，我即开始以针外关而治感冒，30 多年来，治疗共两千多例，不下五千人次。有一次治愈者，且不用服药，如大多数患者在第一次治疗时，外感症状即大减；但个别病情较重或体质较虚弱，或兼证多者，则需复诊再针 2～3 次。一般针后配合药物治疗，可事半功倍。

【例 1】感冒初起，刺外关而愈

姚某，男，35 岁，乡村医生。1978 年秋，在临床实习期间跟我学习，因感冒初起，头痛，低热（37.5℃），清涕出，微恶风寒，怠倦。针外关，无痛点针刺法进针，捻转提插，感到酸胀舒适为度，留针半小时左右，不候气补泻。针后体适，头痛失，喷嚏减，恶风寒程度也减轻，热亦减（37.2℃），微汗出。次日照常上班，云感冒诸症已失，不药而愈。

【例2】感暑逾月未愈

尹某，男，45岁，干部。患者体质较弱，患有十二指肠溃疡合并胃黏膜脱垂，易感冒。1978年秋因感暑已月余，迁延未愈，自觉头微痛，微恶风寒，低热（37.6℃），怠倦，脘胀，偶有胃脘痛。脉浮略数而虚（脉搏76次/分），人迎一盛而躁，尺肤微温，舌淡红，苔薄白润。

此卫阳不固，脾虚血弱，病在手少阳，取左外关刺之，无痛点进针，透内关；候得"紧而疾"之邪气至即泻之，凡三往，脘较适，头痛减，恶寒除，热亦减，历一时许，针下无邪气至；但仍觉怠倦，估计表邪未清，引至皮下，横卧其针，针尖向心朝上，以清卫分之风邪；泻两针后，怠倦亦随失，遂出针（出针后体温37.2℃），不药而愈。

外关为手少阳与阳维脉之会，"阳维为病，苦寒热"，人迎一盛而躁，病在手少阳，感冒一月未愈，当取外关；兼有胃脘痛，当透内关；三泻其邪后，外感主症已除，仍觉怠倦，是外邪未清，故于卫分候其余邪，再泻之后，邪气尽，乃出针。针后年余未犯感冒，是身体免疫力提高之证也！

二、表里同病，当取外关

【例 3】感冒逾月，继发咳嗽（支气管炎）

陈某，男，30岁，干部。初起感冒，疏于调治，继发支气管炎，咳嗽月余，上气咳逆，痰少。于 1978 年秋，要求为其针灸治疗。脉人迎一盛而躁，舌淡红，苔白，咽微红。

此病外感犯肺，肺气不宣，发为咳嗽，此风邪犯于肺卫，邪在表中之里，病在手少阳，取外关透内关，候得邪气而尽泻之，历一时许，气顺，胸适，咳除，不药而愈。

感冒咳嗽，为风邪犯于肺卫，邪在表中之里，人迎一盛而躁，病在手少阳，当刺外关透内关。今邪气尽得以清除，故能一针而见效，不药而愈也！

【例 4】感冒诱发哮喘

廖某，女，年五旬余，农妇，广东省云浮县（现云浮市）富林镇大寨村人。1965 年 10 月，因感冒诱发哮喘，喘息抬肩，咳嗽胸痛，痰少，痰带血丝，颧红，舌鲜红干裂无苔，脉浮弦细略数（脉搏 84 次 / 分），右人迎一盛而躁，左寸口一盛而躁。

"女则信其右"，病在手少阳，刺右外关透内关，遇邪气则泻之，务其尽也。针后，胸痛失，喘气平，痰易略，诸症缓。

此例本属阴虚。因外感诱发哮喘，风邪闭肺，肺气不宣而喘咳不舒，肺络伤而痰带血丝，取外关透内关者，《灵枢·终始》云："人迎一盛而躁，病在手少阳。"外邪入里，从阳引阴，引邪从外解也，故从外关透内关，效如桴鼓。

【例5】感冒失眠

张某，女，35岁，工人。近两月来苦于失眠而四处求医，服安眠药仅勉强得眠3～5小时，一停药就无计可施。1991年10月来诊，云得病前曾患感冒，疏于调治而出现失眠。脉浮略数而弦，人迎一盛而躁。

证属不寐，病在手少阳，取右侧手少阳三焦经之外关穴刺之，透内关，遇邪气而泻之。

当晚停安眠药，酣睡7小时，且醒来头脑清爽。

次日来诊，迎面笑脸相告，云相知恨晚。两个多月来一直睡不好觉，花了几百块钱都治不好，食安眠药头脑昏昏沉沉，今一针就能酣睡7个钟头，要求再刺一针。因而再刺左外关，据虚实调之。并予小柴胡汤加熟枣仁、菊花、五味子两剂善后。

感冒引发失眠，当从感冒论治，今失眠两月，而感冒症、脉仍在，故从外关把风邪泻清，令阳入于阴，因而能安寐矣！

三、暑热入里

【例6】

梁某，男，27岁，南丰公社侯村农民。1978年7月6日早上经门诊收入院，由我接诊，行中医治疗。当时我正带教广州中医学院75级大专班学生毕业实习。

患者步行入院，急性病容。云于4天前劳动后汗出，冷水抹浴，汗闭而头痛，但发热，不恶寒，怠倦，溺微赤。

次日经当地卫生站治疗，服药呕出，自用"枫寄生、陈皮"饮服而呕止。仍发热较高，体温39.3℃，头痛如裹，汗出热不退，胃呆，大便溏稀，口淡而干，渴不多饮，面红耳赤，舌红中裂苔白厚而干，脉洪数，人迎三盛而躁。

此病感暑夹湿，暑热入里（重感冒，虽然当时有"流感"流行，因无流行病学资料可证，故未能诊为"流感"），暑热伤津，邪留三焦。

叶天士所谓"在一经不移"者也，病在手阳明。病但发热，不恶寒者，邪已入里，阳明为三阳表中之里，当刺手阳明，但考虑湿邪仍恋三焦，并参考《针灸大成·杂病穴法歌》"一切风寒暑湿邪，头痛发热外关起"之经验，舍枢不能开阖，故仍取外关透内关，以透达暑热入里之邪及三焦之闭郁。

于上午9时30分行针。遇邪气至而尽泻之。针后汗出，热减至39℃，头痛如裹之感解除，神情较爽。再予新加香薷饮合白虎加苍术汤加减重剂内服。药后汗出，热减至38.5℃，头痛缓，怠倦减，口甘。

下午4时，再刺外关以透其内闭之邪。遇邪气而泻之，刺后，体较适，头痛较针前减轻。

再予中药1剂，以黄藤代川连（药缺），加佩兰，减香薷、银花。并用中西草药制成之针剂"去痛Ⅰ号"协助退热，口服"流感合剂"（三桠苦、山芝麻、竹叶、毛冬青）。

查血常规：白细胞 $8.2×10^9/L$，肝功能正常。次晨，大便溏而不灼，舌红裂苔白厚，脉弦细数。

暑热已减，湿重于热，邪仍留恋三焦，改予清暑益气、祛湿生津之剂，上方减香薷至 3g，加太子参、石斛各 15g，茅根 25g。2 剂，上下午分服，并于晚上亥时（10 时 15 分）三焦经气旺之时，再刺外关透内关，尽泄其留连三焦之邪（严格分清邪、正）。

8 日早上，热退至正常（37℃），神清体适，苔白稍厚，舌淡红，脉缓，人迎寸口齐等，诸症失，病告愈出院。带"流感一号"100mL 口服液巩固疗效，以防"灰中有火"。

《针灸大成·杂病穴法歌》中"一切风寒暑湿邪，头痛发热外关起"，是针对"人迎一盛而躁"，病在手少阳，而见"头疼发热"的患者而设，但"人迎三盛而躁"，病在手阳明，当取合谷。因病已入里，合谷无从由里达表，故无论人迎一盛，或二盛，或三盛，凡见"头痛发热"属外感者，皆可取外关透内关，泻邪而解。

四、暑热内陷心包

【例 7】

1968 年夏，"乙脑"（流行性乙型脑炎）流行。据以往经验，单用西药治疗，治愈率不高，且后遗症不少；中西医合治，治愈率提高，但后遗症仍达半数。本例患者早期昏迷即配合针灸，后采用中西医结合治疗，效果明显提高，且无后遗症出现，值得探讨。

植某，男，8岁。1968年夏，因乙脑住院治疗。入院当日，高热（体温41℃），昏迷，伴有抽搐，邀余会诊。体若燔炭，坦腹，昏睡，正在补液，脉细数，呼吸促（36次/分），脉搏130次/分，舌绛，苔少。项强，浅反射消失，巴宾斯基征阳性，白细胞$15.0×10^9$/L（中性核85%）；脑脊液微浊，压力偏高（1.80KPa），白细胞增加（$500×10^6$/L），糖及氯化物正常，蛋白稍偏高（0.5g/L）。寸口一盛而躁，病在手厥阴。

正如叶天士所云，"逆传心包"之暑温证，取左外关透内关。候得"紧而疾"之邪气至而泻之，约半时许，针下邪气已减，患儿眨眼，眼神较活，病有转机。出针后即令其母煎取"清宫汤"：原方加板蓝根30g，安宫牛黄丸1丸，分多次胃管灌服，并西瓜汁频频鼻饲。继续滴注肾上腺皮质激素，青霉素及板蓝根注射液，林格液等，肛管注入水合氯醛。次日，病情明显好转，神志比较清楚，体温降至39℃，西药同前。脉细数（105次/分），舌红绛，苔薄黄润，寸口一盛而躁，小便利，索粥食。

仍刺外关透内关，邪气已较昨日减弱，泻后神情较针前清爽，体温降至38.5℃，再予清宫汤加板蓝根20g、太子参15g、安宫牛黄丸1丸，分次从胃管灌服，并继续鼻饲西瓜汁和粥水。

第三天，体温降至38℃，神志比较清楚，可扶起倚坐床上，大便1次，寸口脉稍盛，舌略绛，脉略数（92次/分）。再刺外关透内关，邪气已明显减弱，针后神爽，改服清营汤原方合生脉散，种洋参5g送服安宫牛黄丸一只（去鼻饲管），分两次服。

西药去水合氯醛、林格液，改滴葡萄糖＋维生素C。

第四天，患者已基本清醒，体温37.5℃，室内扶行，西药减用激素，维持1周，青霉素用1周亦停药，改用能量合剂，继续滴注葡萄糖＋维生素 C，中药用王孟英清暑益气汤加减（种洋参、象牙、麦冬、川连、竹叶、莲梗、知母、粳米、甘草、谷芽）。见已神志清爽，可进食半流饮食，共针灸 3 次，并服用安宫牛黄丸三丸，住院 8 天后痊愈出院。无后遗症，智力恢复，回校上学，成绩中上。

原广州中医药大学温病教研组组长、岭南温病学家、前华南国医学院教师刘赤选师祖指出，叶天士云"温邪上受，首先犯肺，逆传心包"，而"顺传三焦"。因此，就算是"乙脑"那么重的病证都与"外感"有关，故本病也应归入"感冒"范畴论治。

五、输液反应 高热寒战

【例 8】

叶某，男，37 岁，银行干部。1995 年夏，上午输注肝泰乐、葡萄糖后，回到家中，无不适。到中午 12 点 30 分，电话邀我出诊。

到其家中，见患者躺在床上盖着两床棉被，高热寒战（腋下体温 40.5℃），头剧痛，脉洪数而弦，人迎一盛而躁，病在手少阳。

取右外关透内关刺之，无痛点进针。针下邪气甚盛，急疾以虚之，泻后，大汗出，热减，去被一张，寒战亦减；续泻其邪，汗续出，热渐减（腋下体温 37.5℃），再去被一张，寒战已除，头痛亦失。针下邪气已清，遂出针。一针而症除。

《针灸大成·杂病穴法歌》曰："一切风寒暑湿邪，头疼发热外关起。"说明无论哪种外邪引起的"头疼发热"，都可以从外关把它清除掉。即使是补液引起的高热寒战，也可以针外关去解决。通过这一病例便得到了证明。

六、小结

外关所治，适应证甚广，而内科病中，以我所遇到者，多与"外感"病证有关，运用得当，妙用无穷，内外兼治，轻重可医。轻则如六淫致病之感冒，重则如"邪入心包"之乙脑。辨证准确，取穴得当，是否候气，均可取效。然能针下候气，辨其邪、正（营卫）而补泻之，可事半功倍。进入针灸之"自由王国"，可玩往来。

外关之所以疗效广泛，在于一针可透两穴而达于四经；内关、外关，一膜之隔；胞络、三焦，阴维、阳维，一针可达。阳维维系诸阳，阴维维系诸阴。难怪早在明代以前，前贤就总结出"一切风寒暑湿邪，头痛发热外关起"之宝贵经验，故可不拘于"人迎一盛而躁，病在手少阳"之经言，不管人迎一盛，或二盛，或三盛而躁者，只要是六淫外邪致病而有"头痛发热"者，均可取外关而起；兼有里证，透内关而愈。

至于外感以外之适应证，我用之不多，还望贤达者赐教之。

第二节　支沟与胁痛

此处想跟大家论述支沟穴乃治疗胁痛之常用特效穴。从典籍记载、导师经验及本人50多年临床100多例的病例取得比较满意的疗效均可证明。

这里仅举例说明，一为肝炎，一为肝郁，一为失音。病虽各异，然证则同为胁痛或失音，均可取支沟而治；而用补或泻，则取决于针下气至的情况。人云"肝无补法"亦非绝对，关键在于辨证。

支沟穴，又名飞虎，手少阳三焦之经穴，属火，是针灸临床常用穴。在手腕背横纹上三寸，外关上一寸，桡尺两骨之间，陷者中也。主治胁肋疼痛、卒心痛、肩臂酸重、目痛、耳鸣、耳聋、暴喑、呕吐、霍乱、便秘、热病、热病汗不出、产后血晕、颈嗌外肿、瘰疬等。

【例1】"乙肝"胁痛

梁某，男，56岁，干部。患慢性乙型肝炎14年，1988年11月25日晚就诊。云因接待来宾，接连两日火锅用膳，现肝区作痛，口苦梦多，溺短赤，舌紫红，苔薄黄，脉弦细略数，左人迎一盛而躁，右寸口一盛而躁。

"男则信其左"。此肝胆郁热，脾湿不化，三焦不利，病在手少阳，取左支沟刺之。

刚一进针，其胁痛感骤失，候得邪气至而泻之，口苦亦减，喉中津液生，体适。约历时许，针下邪气乃清，针体松动而去针。

是夜寐安，梦少，溺较清长。继予清肝解郁、活血化瘀之中药及护肝、养肝之西药调服。

【例 2 】肝郁胁痛

廖某，男，医生。月前丧弟，悲伤忧郁过度，致胸胁刺痛难忍，触之更甚，呼吸不畅，口苦口干，饮食不思，不得安卧，止痛药未能缓解。B超、X 线检查均示肝、肺未见异常。

于 1995 年 10 月参加工作会议期间，因疼痛难忍，烦躁不宁，而离席回房间休息。余亦随之，因问其故，诉如上述，遂征询曾试用针灸否？答曰："从未试用，一者不太相信针灸之疗效；二则畏其痛也。"现因不堪其苦，只好勉试之。

诊其脉，弦劲有力，略数（80 次 / 分），人迎一盛而躁，舌红略带紫色，苔薄黄干。

此病得自内因七情所伤，致肝气郁结，木郁不达，三焦不通，经络不舒，肝木乘脾，木火刑金之候。证属胁痛，过在手少阳。

遵《难经》"实则泻其子"之旨，并借鉴《针灸大成》之经验"胁疼肋痛针飞虎"。

盖木之子为火，当取三焦经相火之火穴左支沟，选无痛点进针刺之。进针顺利，毫无痛感，畏惧之心顿消；针下辨得"紧而疾"之邪气至而泻之，胁痛骤减，呼吸稍畅，精神舒展。继而辨得邪气至而泻之，呼吸通畅，胁痛大减，口中津液油然而生，并渐有睡意，鼾声起而渐入梦乡，针下已无邪气而去针，安然入睡 1 小时。

醒来胁肋按之微痛，然精神舒畅。泻后当晚神畅体适而安寐，为近月来所未有者。次日心情畅快，饮食知味，胸胁已适，为巩固疗效，主动要求再刺一针，因而从之，以遂其心愿。再刺左支沟，据虚实而调之，并以"节哀顺变"喻之。自此，对针灸深信不疑，至今三年有余，未再发作。

七情致病而致胸胁作痛，有如斯者，余乃首遇之。盖悲忧伤肺，郁怒伤肝，而肝宜疏泄，木郁不达，一则可化火，木火刑金，胸为肺府，而肺主气，故胸中作痛，呼吸不畅；二则可横逆，肝木乘脾，令饮食不思；三则可自伤，肝脉布胁，经气不畅，故胁肋作痛；气滞血郁，故脉弦而舌带紫色；气有余便是火，邪犯三焦，故人迎一盛而躁；脉弦劲有力，肝郁之甚也！此火证、郁证、实证，用"泻子"法而获卓效，前贤不愚我也！

【例 3】失音

甘某，男，46 岁，干部。1975 年冬，感冒食燥热食物而失音，咽干，脉浮弦略数，右寸虚，左关盛，人迎一盛而躁，舌微红，苔白干稍厚，咽微红。

此"木火刑金"之候，病在手少阳，宜泻火保金，取左支沟泻之，其咽喉津液生，咽干减，声音渐清，再引至皮下卫分横卧其针，针尖向心；候得邪气至而再泻之，声音续出，基本复常，针下邪气尽而去针。

余刺支沟治失音者共 10 余例，均效。间有兼肾阴虚者，再导补照海或尺泽；然属"声带结节"所致失音，需用"挑治法"治疗始效。

　　挑治法，即在以大椎为中心 1.5cm 半径圈内，找出一个"阳性点"（红点或压痛点），用消了毒的圆利针破皮，挑出下面的纤维，挑尽为止，每次挑一点；然后每周一次，以"阳性点"（无"阳性点"则以大椎）为中心 1.5cm 半径圈内的圆周上找出等距离的 8 个点，每周一点；共 9 次。每次挑完后，都要严格消毒（碘酊消毒），用止血贴封盖伤口，一天内不要沾生水。

　　小结：

　　支沟所治，适应证颇广。我所治者，多是肝胆郁结之胁肋痛证。此外，用支沟穴亦曾治不寐、失音、腰扭伤、牙痛、胃痛及便秘等，皆以人迎寸口脉诊为主要依据，辨证而用之，针下别其邪正，或补、或导、或泻，皆可取效。从而证实《针灸大成·标幽赋》所总结的经验——"胁疼肋痛针飞虎"，说明是值得借鉴的宝贵经验。然亦因患者之经络敏感度不同而有"气先针行""气与针相逢""针已出，气独行"和"数刺乃知"四种反应类别之不同。若针后配合药物治疗，常可取得更满意的疗效。

第三节　内关与血证

内关治疗血证，古今医籍均有记载。宋代《普济方》载有内关"主治……便血不止"；元代王国瑞的《扁鹊神应针灸玉龙经》载有内关"治……肠风下血"；1937年焦会元的《古代新解会元针灸》也有内关"主治……呛咳吐血……妇人……下漏……男子血淋"的记载。

本人从医五十余年间，以内关治血证虽不算多，计有上消化道出血、痔血、崩漏及胎漏等数例，然疗效显著，初步验证了内关确有止血之作用，所治血证与古籍所载基本相符，然仅得消化、生殖系统者，而泌尿、呼吸系统的血证尚缺病例，有待进一步验证探讨。今不揣冒昧，特录其中几例以供同道指正。

【例1】便血（痔疮环切术后反复便血）

肖某，女，44岁，医生，患内痔合并脱肛多年，经环切术后创口未愈，自动出院，留下永久性伤痕，长期反复大便后出血，曾先后用过各种止血药，如维生素 K_3、安络血（肾上腺色腙片）、止血敏（酚磺乙胺）、6-氨基己酸、紫珠草、仙鹤草等针剂，口服中药阿胶、旱莲草、云南白药、田七等，还用过"挑痔疗法"，均可获得止血效果。

1976 年秋，因过度劳累，痔血又发作，经用上述中西药物，10 天仍未止血，同意试用针灸治疗。见其面色苍黄，舌淡红苔少，脉弱，又复发于劳倦之后，证属心脾两虚，脾不摄血。

考《针灸大成·八脉交会八穴歌》"公孙冲脉胃心胸，内关阴维下总同"的提示，脾与阴维通于内关，阴维维系诸阴。

《灵枢·百病始生》亦云："阴络伤则血内溢，血内溢则后血。"故取右内关，于晚上 8 时 30 分营、卫二气俱旺之戌时刺之，令血归包络。候得"徐而和"的营气至，补而导之，患者觉针下热，热气感呈"线状"沿心包经与阴维脉达胃、心与胸，胸中温暖舒服，未见脸红。再候得"滑而疾"的卫气至时，补而导之，胃与心胸热增，且面部微红如饮酒样感觉。

知气已至病所，去针，急闭其孔。当晚血止，观察三日未再出现便血。面红如醉之感约 1 小时。

阴维维系诸阴，故于营、卫二气俱旺之戌时，导补阴维与心包之会内关，令血归胞络，则后血止矣。先候得"徐而和"之营气至，补后，未见脸红；而候得"滑而疾"之卫气，补后出现"面部微红如饮酒样感觉"，这是"营""卫"二气的不同区别之处也！经云："饮酒者，卫气先行。"酒与卫气皆为水谷之悍气，饮酒可令人面红而热，而补了卫气，"气至"后也能令人面红而热也。

【例 2】胃脘出血一针止（上消化道出血）

林某，男，年三十。1986 年 6 月 25 日中午电话邀我到他家急诊。待赶到他家时，见他脸色苍白，大汗淋漓，脉象细数而弱，呼吸急速，寸口小一倍于人迎而躁，手厥阴经脉虚。云大便溏黑如柏油样，西医医生已开了入院证明书着他入院；但他想起我在南丰时曾替他针灸止血，所以他想再叫我针灸，希望可以止血，便不用住院。

看见他当时的情况，余只好勉为其力，再用 0.1mm×25mm 的毫针给他针灸一次。寸口小一倍于人迎而躁，为手厥阴经脉虚，当补之，取右内关无痛点进针。是时正当 12 点，卫气行旺于阴分，当"滑而疾"的"卫气"经过时，徐而疾补之，胃脘有温暖的感觉。再二三补之，胃脘热，欲作汗，知已"气至病所"，遂出针，急闭其孔。患者脸色见微红，神态较前大改。于是，决定不入院，在家中调养。我给他开了止血调脾胃的中药以善后。

【例3】血崩（月经期间子宫功能性大出血）

一位姓赖的中年女教师，1990 年夏一天下午来诊。急性失血病容，面色萎黄，不能坐，云月经量特多，已旬余，每日需用卫生纸 1～2 包（正常妇女月经，一个经期才用卫生纸 1 包左右），血色淡红，夹有瘀块，倘一坐下即血染凳面，经某医院妇科诊断为"功能性子宫出血"，应用中西止血药未见改善。脉细数而弱（脉搏 102 次 / 分）。寸口小一倍于人迎而躁，舌淡白，苔白润。

此冲脉空虚，脾虚不摄，证属"血崩"，病属手厥阴经脉虚。

即取左内关刺之，4 点 45 分，候得卫气至而补、导之，患者心胸温暖舒适，面部微红，略似饮酒样感觉，下腹有收缩感，经血渐减，可安然坐下。再候取卫气而补、导之，心悸减（脉搏 90 次 / 分），若有所得，自觉经血已基本止住，遂出针。出针后，再予大剂胶艾四物汤加人参、益母草、田七内服。次日复诊，已显效，有少量渗血；再补内关，效较昨天更优，中药同昨 1 剂；继用归脾汤及食疗善后。告愈。

大剂加减胶艾四物汤：

高丽参 10g（另炖，和服），益母草 30g，参三七 10g，阿胶 15g（熔化），祁艾 15g，川芎 10g，当归 15g，炙甘草 6g。

此病属冲脉空虚、脾虚失摄所致血崩。前医但用止血药而不止者，忽视了补气以摄血也。患者血崩旬余，流血不止，宫缩无力，今导补内关而能止其血者，盖因内关乃手厥阴心包络与阴维脉之会，能治阴络伤而阴维脉失常之出血证。今诊得寸口小一倍于人迎且躁，乃手厥阴经脉虚，当补之。针下候得卫气至后，行补、导法，令心胸温暖舒适，且面微红，略有饮酒样感觉，下腹有收缩感，为气至病所之征象也，以复其维系诸阴之职，使血归包络，经血旋止，此补气摄血之妙用也。

（值得注意的是，本患者还可用穿山甲肉 100g，黄芪、党参、大枣各 15g，炖汤两次，进行食疗。我曾用过此方治愈两位月经 3 个月都未停止的患者。不过穿山甲现已纳入国家一级保护野生动物，属禁用范畴。可否用人工繁殖的方法继续养殖？值得深思！）

第四节　阴虚不足尺泽治

本节想跟大家讨论治疗阴虚之常用特效穴——尺泽。

这里列举的 5 个病例，虽然病名不同，然证都有阴虚表现，均可补尺泽而治。这里也想鼓励各位同道，即使遇到第一次接诊的病、证也不要恐慌，审因分经、辨证论治便可。

【例1】腰肌劳损

廖某，年逾四旬。1966 年春，参加水库修筑工程时，因挑 240 斤重的石头致腰肌劳损，腰痛难忍。

是时，我正在该处工作，晚上到各民工宿舍搜集资料时发现了他，便用随身携带的 0.25mm×30mm 银针给他治疗。

症见：舌质微红，苔薄白干，脉弦细缓，尺弱，两侧腰区酸痛。

余思之，腰为肾之府，负重过度致腰肌劳损，证属肝肾阴虚。《灵枢·经脉》谓："为此诸病……虚则补之。"《难经·十九难》又曰："虚则补其母。"

尺泽，为肺之合穴，属水，天一生水，此时卫气已入阴分而走五脏，补之，可补肺金、生肾水而养肝木，因取尺泽而补之，候得滑疾之卫气至而导补之，数往，自觉腰区温暖而疼痛渐解，即出针，急闭其孔。患者称快，一夜安睡；次日复工，能挑 140 斤泥土，告愈。

【例2】盗汗三年一针收

梁某，男，26 岁。因车祸致脑震荡，经住院治疗后基本康复出院。但有 3 年的盗汗旧患没有改善，头脑欠清爽。

患者请我为他针灸治疗。诊其脉弦细略数，人迎一盛而躁，病在手少阳，按《灵枢·终始》所言"泻阳补阴，二泻一补"，先刺手、足少阳与阳维之会风池，针下有邪气至而尽泻之，头脑清爽；当卫气行、旺于阴分时，再补左尺泽，以生"天一之水"，补肾养肝，补阴以制阳，令虚火不作，则汗不出矣！针后，有热气从肘上面，面热，如饮酒状，知已"气至病所"，遂出针，急闭其孔。

后遇其母，告我曰："针后 3 年，未见盗汗再现。"

阴虚生内热，热迫汗出，故 3 年盗汗不止。今遵《灵枢·终始》之旨，"泻阳补阴"，先从风池泻其阳亢之虚火，再从"天一生水"之尺泽，补其真阴之不足，补肺金、生肾水、养肝木，令阴阳和而盗汗不作矣！

【例3】膀胱失约尺泽愈

王某，女，72 岁，广东封开县糖厂职工家属。1986 年冬，因高血压合并蛛网膜下腔出血，左手足偏瘫，且伴泌尿系感染，膀胱失约，遗尿，溺时有灼热涩痛感，每晚遗尿 3～4 次，起床站立，小便即出。在县医院西医内科住院 2 周余，脑出血症状已得到控制，泌尿系感染亦有好转（尿常规白细胞从 4+ 降至 2+），但小便涩痛及灼热感仍未消失，遗尿如故，邀余会诊并针灸治疗。

诊得脉弦细略数而虚，舌嫩红无苔，质裂微干；此肾阴不足、膀胱湿热之候。先清其湿热，遵经旨取左委阳，候得邪气至而泻之，当晚小便涩痛已减，睡眠也较香；再遵《难经》"虚则补其母"，补肺金以生天一之水，次日取左尺泽，候得"卫气"而补、导之。患者自觉腰间有温暖感而去针，是日晚遗尿次数已减至 2 次。第 3 日再补尺泽，起立即溺的现象已能控制。

出院后交替使用泻委阳、补尺泽（或复溜）的方法，小便涩痛灼热感逐渐消失，小便已能自约。

泌尿系感染以下焦湿热辨治，《灵枢·本输》载"三焦下腧在委阳"，故取委阳泻其湿热，令尿中白细胞阴转率提高。

遗尿以肾阴虚辨治，补尺泽（或复溜）生肾水，司二便以止遗尿。

【例 4】脏躁（更年期综合征）

蔡某，女，56 岁。因失眠、烦躁、易出汗，被某医院诊为"更年期综合征"，用抗抑郁及安眠药 5 年，药量在不断增加，但症状却不仅不减，反而不断加重。2017 年由友人介绍来我医馆诊治。

患者脸色苍白，形容枯槁，心烦易怒，饮食少思，失眠多梦，每晚需进服舒乐安定（艾司唑仑片）及抗抑郁药 2～3 片方能勉强睡 3～4 小时，醒来头脑还是昏沉沉的。舌淡紫中裂，苔白厚，上唇紫，咽微红，脉弦细略数，人迎一盛而躁，此阴虚阳亢，脾虚湿积，肝胃不和，病在手少阳。

先刺支沟以泻肝郁所化之火，再取尺泽以补天一之水，补肺、滋肾而养肝，令肝火去、心不烦、梦寐少，肾得养、阳入阴、睡眠安。再处以安心、宁神、养肝之酸枣仁汤加减，合专治妇女"脏躁"之韩氏麦饴甘枣颗粒；或与泻支沟、补照海交替行针。治疗后，患者睡眠可达 6 ～ 7 小时而醒后头脑也比较清爽。

1 个月后，安定及抗抑郁药可减半，睡眠质量也逐步改善。两个月后，减到半片。其间，因外出旅游，停了几天针灸和服药，症状有所反复，回来后继续治疗，逐渐获得稳定。偶然得感冒，改针外关和服几天感冒药即愈。

3 个月后，把全部西药停掉，仅针灸和服中药，有时还炖一些清补的肉汤，如天麻鱼头汤和食冬蚝花生瘦肉粥等，因为这些对睡眠都有帮助。

就这样，前后 3 个半月左右的时间，便把她的抑郁症治愈，患者脸上有了笑容，睡得好，吃得香，经常和先生散散步，不时又外出旅旅游，开开心心，好像换了一个人一样！

第五节　活用风池穴

大家有没有发现有的穴位既可以治疗急症，也可以治疗慢性病，不仅针灸有效，按压也可以救人，今天就结合我的应用经验给大家参考一下吧。

【例1】头如戴帽一针揭

1970年农历正月十七傍晚，我正骑着单车，从白垢电站大坝抢险工地往家里赶。回家途中，刚好碰到一位外院的龙医生出诊，闲聊了几句，便说他这几天感冒，头上如戴了一顶帽子般难受，希望我给他针灸。

我诊了他的脉，人迎一盛而躁，病在手少阳；再看他的舌，苔白厚。正如《素问》所云"因于湿，首如裹"，因取手、足少阳与阳维脉相交之风池穴刺之，针下邪气甚盛，尽泻之，顿觉清爽，头上之"帽"不翼而飞，笑脸而去。

《素问·生气通天论》云："因于湿，首如裹。"风邪夹湿，真的像一顶帽子那样戴在头上，风池为手足少阳、阳维之会，可治各种邪气所致的感冒头晕、头痛，因而刺之，令邪气尽而随手获愈。

【例2】按压风池晕针却

1965 年春的一天晚上，在开生产队长会议时，我给一位队长针灸，队长发生"晕针"。我立刻揉按他的风池，5 分钟后队长心跳减慢、呕恶很快消失；大概 10 分钟后，冷汗也止住了；再过 15 分钟，头也不晕了。至此，"晕针"症状全部消失！

以后晕针、晕车的，我都用这个办法解决，效果颇佳。又给我增加了一个治病的经验！

第六节　阳不入阴照海愈

早在 1964 年毕业实习时，我就对照海的基础理论进行过研究。那时候由韩绍康先师及其长子韩兼善医师、靳瑞老师、刘录邦同学和我，组成五人小组进行卫气行针灸实验研究，观察卫气在日间的运行规律。

结果发现其与《灵枢·卫气行》所描述的基本相符，只是有个别出现个体差异。卫气在白天，基本是按照《内经》所描述的那样，如卯时太阳一出，卫气出于目，按水下百刻计算法，依照太阳、少阳、阳明、阴分、太阳（经分）……顺序运行，至酉时入于阴，经照海入肾而交于五脏。

当卫气经照海时，患者自觉穴位附近发热，用半导体皮肤探温计探测高于正常 1.5℃的皮温，提示治疗阴虚阳亢神经衰弱、失眠的患者可取照海而补之，令阳入于阴而取效。从而亦验证了中医"阳入于阴则寐"理论的正确性，下面就结合一个我的病案跟诸位展开说说吧。

【例】

何某，男，29 岁，医生。1971 年秋，梦多，蒙眬中可寐 3 ～ 5 小时，头晕痛，胸胁痞满，面赤，舌红尖赤，苔白干，脉弦细略数，两尺较弱，人迎一盛而躁（脉搏 84 次 / 分），此心火亢盛，肾阴不足，心肾不交，病在手少阳。

可借用《难经》"泻南补北"法。先取三焦经支沟穴泻其亢盛之相火，再刺照海，补其不足之肾水。当天，刺左支沟，候得邪气至而泻之，胸胁适，头脑清爽，当夜梦大减，寐较安；次日再取右支沟泻之，梦全无，可安寐 5 小时。

经云："阳入于阴则寐。"照海乃卫气入于阴必经之道，阴跷与肾经之会穴。第三晚六时许，卫气已入于阴，按子午流注"纳子法"推算，肾经之荣气正行旺于此，故取左照海刺之，行疾徐补泻，候得"谷气"（含荣气与卫气）至而导、补之，患者觉有"热气"沿肾经达于小腹及命门穴处。

是夜，患者安寐 8 小时直至天明。

面红、舌赤、脉弦细数，为阴虚、肝郁，肝火亢盛，属"太阳之人"；"实则泻其子"，木之子为火；又"人迎一盛病在手少阳"，故取三焦经之火穴刺之。一泻梦减半，二泻梦全失，再补照海，引阳入阴，而安寐 8 小时！经言不假也。

第七节　合谷的妙用

"头项寻列缺，口面合谷收"，相信学针灸的人对此再熟悉不过了，但是今天想跟大家分享关于合谷的病例，不仅有头面部的，更有全身性的疾病。

【例1】牙龈肿痛合谷除

植某，男，成年人。1974年夏天，因食羊肉火锅，牙龈肿痛，发热（体温38℃），舌红，苔黄厚，大便闭结，脉数（脉搏90次/分）。人迎三盛而躁，病在手阳明，取左合谷刺之。

针下邪气甚盛，急泻之；疼痛减半，再二三泻之，待针下邪气已清，针下感到松动，乃去针。患者觉疼痛已基本消失，发热减退，局部红肿减退，予加减调胃承气汤一剂，遂高兴离去！

【例2】治愈急性荨麻疹

针刺合谷，可以治愈急性荨麻疹，并且一针即效，具体可详见第二章第一节的【例2】，此处不再赘述。

【例3】面瘫

叶某，女，翻译。口眼㖞斜已1周，不能接待外宾，苦甚。颜面右缓左急，脉滑，苔滑腻，曾在某门诊针刺1周，未效，亦无感传。

按《针灸大成·四总穴歌》"头项寻列缺，口面合谷收"的经验，刺左侧列缺，待得针下紧而疾，邪气快而有力地搏击针尖，急泻之，疾而徐。患者先觉热，后觉凉，凉气先传向指端，继而过肘至腋前；继泻右侧合谷，由指端至面皆凉，先向下传，再沿下肢外侧过膝、髋至颈均凉，遂出针，摇大其孔，针穴竟有少许黄水，随针外溢。

连针10日，两眼及面颊基本对称。

第八节　失语哑门、廉泉治

1968 年夏，南丰平滩大队一位 12 岁的潘姓男孩，失足从龙眼树上跌落，左前额凹陷性骨折，少量脑组织从伤口溢出。患儿深昏迷，被抬来南丰医院急救，诊为"开放性颅骨骨折合并脑震荡"，经聘请梧州医院的外科专家手术抢救，清创缝合，数天后逐渐苏醒，但失语，遂邀我会诊。

脉虚而涩，舌蹇语难，幸听觉犹存。

先刺外关透内关，导心包之络，并刺风府，入督脉以通神明，针后，眼神较前灵活，再刺语言 1 区，皮下横刺，留针半小时，灌服西洋参、熊胆、麝香、田七水，以养阴益气活血而通心窍。

次日，导补足三里以行卫气，养后天之本，并刺头部语言 1 区及哑门、廉泉，针后有欲语而不能之举。

第三天，取照海以行阴跷之脉，"八脉交会八穴歌"曰"阴跷照海隔喉咙"，此脉至舌下而令阴阳矫捷，补导之；再导补髓会绝骨而通脑髓，并刺语言 1 区及哑门、廉泉穴。

针后，其姐姐教其数数，果能发出"一……二……三……"，随后再教"爸爸""妈妈""毛主席万岁"等，均可逐一跟着一字一字叫了出来。

顿时，令在场的家属及医护人员皆欢喜雀跃，日夜守候他的姐姐，也流下激动的热泪……

语言 1 区治运动性失语区，即神聪穴（百会穴前 1 寸）至悬厘穴（头维穴与曲鬓穴连线的上 3/4 与下 1/4 的交点）的上 3/5 与下 2/5 的交点。

颅脑挫伤，语言丧失，通任督、补脑髓、调阴跻、补卫气，并刺与语言有关的头皮针穴，令其恢复语言能力，再加以语言训练，使患儿重新恢复了说话，不但使家人及医护人员高兴，也是我从医以来救治成功的唯一一例失语患者。

高树跌下，颅脑受损，幸亏语言中枢未受创伤，只受震荡，令语言功能暂时受阻，通过针灸而得以恢复，这是不幸中之万幸也！

第九节　候气针光明，一针治愈青光眼

　　不知道大家会不会因为第一次遇到某个疾病而紧张，这里就想跟大家分享一个 50 多年前的病案，这个病案上文已有提及，这里再次介绍，只想告诉大家：即使是首次遇到，毫无经验，只要辨证论治之，问题也能迎刃而解，大家无须害怕。希望看完这个案例后，在给大家带来可参考的临床经验的同时，也给大家多一点解决新问题的勇气。

　　患者陈某，男，38 岁，药剂师。1971 年患"青光眼"，自服乙酰唑胺及毛果芸香碱滴眼而缓解。

　　1974 年复发，左眼痛极难忍，连及左侧头剧痛，伴呕吐，再用上法无效，肌内注射麻醉止痛药吗啡制剂 4 小时后复痛如故，遂要求针灸治疗。脉弦缓，人迎一盛，舌淡红，苔薄白。

　　肝在窍为目。《灵枢·终始》篇云："人迎一盛，病在足少阳。"今脉不躁，过在足少阳。此属肝胆气郁之"雷头风"，当"泻足少阳而补足厥阴，二泻一补"。

　　又据《针灸大成·标幽赋》所载"眼痒眼疼，泻光明于地五"之经验，可针光明与地五会两穴。遵循胆络通于肝，"脏病腑取"的原则，以

及韩师之教——"独取一穴"的原则，取左足少阳胆经之络穴光明刺之，从营置气，历数分钟之久，未见气至，其痛依然，徐入徐出，催导之。

少顷，针下觉有"紧疾"之邪气至，疾而徐，急泻其邪，数秒钟后，患者目痛大减；再候得邪气至而泻之，数行，目痛尽失，头痛因除，针下已无邪气至，去针。虽无"针下寒"之感，然已取"明乎若见苍天"（舒服）之效矣！针后至今已近50年，患者此病未再发，可谓一针治愈！

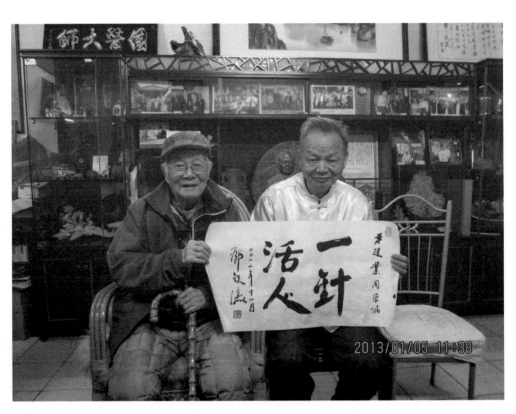

作者与国医大师邓铁涛合照

附 篇

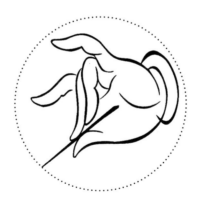

命门者，目也

相信接受过中医教育的同道都知道如今教科书上写的命门，即命门穴，是在腰部，后正中线上，第二腰椎棘突下凹陷中，而依我之见，"命门"就是"目"。

《灵枢·根结》明确记载："太阳根于至阴，结于命门，命门者，目也。"很明确定义"命门"就是"目"。

但自《难经》以后，似乎将这一命题弄得复杂化了！把它作为"命根""生命之源""命门火"等来理解、来诠释、来运用。

中医是个哲理医学，哲学是讲"范畴"的。"命门"是在"经根"这个"范畴"内讨论的。根于至阴，结于命门，是讲足太阳膀胱经起于至阴，终于命门，命门就是"目"！

命门，可以理解为"生命活动之门户"，就是说，生命的现象可以在这里显现出来。

对于生命，恩格斯认为是"蛋白质体不断地自我更新"；西医学认为其最主要的特征是"兴奋"与"抑制"；而中医则以"寤""寐"为标志。"不断地自我更新"，即"新陈代谢"。"寤"即"醒"，醒来就兴奋，就要活动；"寐"即"睡"，睡眠就"抑制"，抑制就相对地静止。这都可以从眼睛那里看得出来！所以，命门理解为"生命活动之门户"，比较恰当。

《灵枢·根结》曰："太阳根于至阴，结于命门，命门者，目也。"明确指出命门就是目，这是在"根结"范畴内讨论的问题。后来人们大多把命门解释为生命的"根源"，生命的"原动力""生命之火"等，未能把《内经》的本意准确地表达出来。

为什么这么说呢？

首先，说说"生命的'根源'"。

《灵枢·经脉》曰："人始生，先成精。"生命，辩证唯物主义的宗师恩格斯认为是"蛋白质体不断地自我更新"；中医认为，"肾"为先天之本，"肾"藏"精"；父母精、卵结合的"胚胎"，就是生命的"根源"；在母亲胎盘血液的供养下，这个蛋白质体可以不断地进行"自我更新"（新陈代谢，不断地裂殖），最后发育成一个胎儿——这就是生命的"根源"。

其次，说说"生命的'原动力'"。

"蛋白质体"具有"不断地自我更新"的能力，也就是"新陈代谢"的能力，就是"生命的'原动力'"。中医说"肾为先天之本"，它的"本"，就是肾中的"真水"与"真火"，这一对"真水"与"真火"不断地矛盾、运动，便构成了人体"生命的'原动力'"！这就是"命门火"，而不是"命门"！

命门，可以直接理解为"生命活动之门户"。"门户"，也可以当"窗户"理解，即从"目"那里就可以"反映"（或看到）生命活动的现象。上文已讲过，生命活动的现象，西医学认为是"兴奋"和"抑制"，而中国传统医学则认为是"寤"与"寐"。这都可以通过"目"这个门户反映出来。"寤"，就是醒，醒了，就兴奋，就会活动；"寐"，就是睡，睡了，就抑制，就会相对地静止。一醒一睡，眼睛一开一合，就集中地把生命的现象反映出来了！眼睛能开合，说明这个人还是"生"（活）的；眼睛不能开合，说明这个人已经死了或者是"植物人"了！

清朝著名医学教育家陈修园，再次郑重肯定地强调："命门者，目也。"

再从中医的传统理论来说，眼睛与10条经络相通。我在1992年8月，给一位美籍华人、美国国家工程院院士、物理学家鲍亦兴教授针灸治疗视神经病变时的详细记录中也得到了证实：每针10条经络中其中的一条，导或补它的营气，到后半个时辰，眼睛都有明显的、不自主的跳动。

当我于丑时1～3点补他的太冲后，血压马上升高（他本来有高血压），患者感到头晕，即从风池把"邪气"泻掉才适；但于酉时17～19点肾经营气旺的时候补他的太溪（或复溜），眼睛就感到很舒服（补肾养肝）。第二天子时（晚上11～1点），针他光明，遇到营气用导法，两个眼睛就舒服，用补法又不舒服了；遇到邪气用泻法，也很舒服。因太冲、光明是肝、胆经的原、络穴，一用补法，肝、胆之火就会上亢，因此便不适；用导或泻法令肝、胆之气舒畅，因而感到舒服！这说明肝、胆与眼睛的关系是十分密切的。其他经脉，补阴则适，补阳则亢；泻邪和导气则适；补气则不行。这说明"肝（包括胆）无补法"的观点，是有一定道理的！

白天，当人们醒来以后，卫气都经"目"下太阳、下少阳、下阳明、入阴分（《灵枢·卫气行》），卫气是经过"目"，按"水下百刻"规律而昼夜游行、升降出入于经脉之外的。"日行于阳"，白天，太阳一出，卯时从"阴分"（"肝开窍于目"）出来，按太阳→少阳→阳明→阴分（系统，包括它的脏腑、经脉）行走；夜晚，太阳下山，酉时从足阳明斜走足心，还出内踝之下（照海），按五行相克，即肾→心→肺→肝→脾→肾……的规律，入五脏（阴分）。当人们睡眠的时候，卫气都经照海入阴分，然后进入睡眠状态。所以，照海是治疗"阳不入阴"所致失眠的一个很重要穴位！

1964年韩绍康老师主持的"卫气行针灸实验"，在导补足三里实现卫气行实验中，卫气从阳明进入阴分时，用半导体皮肤点温计还测得照海皮肤温度升高了1.5℃。当卫气按"水下百刻"规律走到一百刻，"流水尽已"的时候，卫气从五脏出目……周而复始，如水之流，如日月之行不休。

当然，后世（包括《难经》）把肾分为"水""火"二脏，认为"左肾""右命门"，认为左肾"藏"的是先天的"真阴"，右肾"藏"的是先天的"真阳"。真阴亏损可用六味地黄丸或左归丸填补他（她）的真阴；真阳亏虚要用附桂八味丸或右归丸填补他（她）的真阳。我读高二时阴虚不寐导致休学，父亲用六味地黄丸加减把我的"虚劳"（神经衰弱）治好；工作时，我用肉桂心4分（分两次焗服）把一个14岁少年的"完谷不化"（命门火衰）治好。

上面讨论的，是在"根结"的范畴内"眼睛与生命活动的关系"，说明眼睛就是"命门"，故曰："命门者，目也。"

经络现象能被"看见"吗?

相信很多同道都相信经络现象是客观存在的,只是很多时候它看不见也摸不着。下面我想跟大家分享一下我们"看见"并感受到的经络现象。

首先,要介绍一下我的朋友刘录邦。他毕业后,被分配到某公社卫生院当医生,并当上了院长,后来调回了中医学院针灸系,与黎泽泉一起搞研究和教学。

他曾被派送到全国各地,向多个民间高手学习,通过艰苦的磨炼,竟练出了4种"能力"。

1. 感应——面对患者,便可"感知"他有何病症,准确率达到约80%。

2. 点穴——点穴发气,出现经络感传,或气至病所。如他从肩井发气,很快就能导通患者的胃经经脉。

3. 开方——不容思索,凭"灵感"开方,治愈疾病。如他为患肾结石的舅父开方,不假思索,便"信手"开了黄芪100g,舅父吃了5剂后,果真把肾结石排出。

4. 治病——疗效高,见效快,也可治疗一些奇难杂症,如:曾治愈一位因药物致全聋的青年；使一聋哑小童听力提升而能上学；治一郁证妇女，每次吐痰近一碗，几次而愈。

1995年10月他移民到加拿大温哥华开了家中医针灸诊所，被聘为国际中医学院客座教授，仍坚持研究和诊疗，治疗了不少中风后遗症及一些疑难杂症，深受当地人民欢迎。

其次，谈谈另一位参与观察的朋友黎泽泉。毕业实习时，他去了山西省中医研究所，毕业后留校当了老师，被分配到针灸系，继续践行我们先师韩绍康传授的"独取一穴候气针灸"，并总结了120则有经络感传现象的病例，刊登于学院的学报上。

1978年，我和刘录邦、黎泽泉合撰的文章《运用手法诱导经络感传的体会》，在《新中医》发表，各自用补、泻、导的手法，诱导出经络感传的现象，做了举例，抛砖引玉，以引起针灸与经络爱好者的注意与兴趣，共同向经络进军！

黎泽泉先后走访过许多名山大川，交往过很多民间高人，和他们一起交流研讨。他认为《老子》五千言，是一本开发人类精神学的经典和共性学的书。他指出，要读懂《老子》，关键要读懂"道""德""无为"四个字。他认为，"道"，是讲精神学的，指出人具有三种"精神态"（常人精神态，非常精神态和精神零态，即基态）；"德"，是研究人与人、人与物之间的关系，是讲认识论的；"无为"，不是无所作为，是实事求是，按照事物本身的发展规律办事，不能主观行事，给予事物过多的干扰。这是独具只眼、胜人一筹的见解。他对儒释道做过较深入的探讨和研究，认为里面有很深厚的哲理，值得进一步深入研究和发扬。

后来，我和其他师兄一起，继续先师韩绍康未完成的夜间"卫气行"

针灸实验，先后在学院认识了 10 个同学，由兼善师兄施针，由我记录，斜刺鱼际，观察卫气在夜间的运行规律。结果，所观察到卫气在夜间的运行规律，与先师韩少康生前同兼善师兄所做的卫气在白天的运行规律，都与《灵枢·卫气行》中所说的规律基本符合，当然也有个体差异。

更值得庆幸的是，后来，主要由我施针，由学生伍中庆记录（可惜原记录稿不幸丢失），给一位男性不育患者针刺时出现了明显的经络感传现象。当晚六点钟在给患者补照海时，我感到针下有"徐而和"的营气至，遂徐而疾补之，患者顿时感到有一股热气呈"线状"，从照海沿肾经向上传导。片刻，我的针下就感到一股"滑而疾"的"卫气"经过，即补之，患者顿觉一股暖流从针下呈"片状"沿小腿内侧向上传导至膝关节。待卫气再至，徐入徐出导之，患者感到有一股热流一阵阵向膝关节冲击。当我手虽持针，但"心不在焉"，并没有在"候气"时，患者便感觉这股热流像潮水般从膝关节向下退去。当我再次提针候气时，"神在秋毫"，把全部精神都集中在针下时，我感觉这股"气流"又像海浪一样，继续拍打，但却始终没能冲过膝关节。当我再次候到"卫气"时，徐入徐出，导之，这股"气流"又像海浪一样，一阵阵通过了膝关节。再候得卫气补之，患者感到热气到达股关节。气不再感传而出针，急闭其孔。

这段千载难逢的经历，患者和医生的感觉是那么神奇地吻合，某种程度上说明了经络现象是有物质性的，是客观存在的，是可被感知的，只不过到目前为止，可能还没有更准确、更精密的仪器，把它检测出来。

正如韩绍康先师在做《针刺足三里实现卫气行》课题时对我们鼓励说的那样："进则不安，退则不可，同心协力，明珠一颗！"只要我们继续不懈地努力，经络之谜，一定能够被解开的！